JN112716

クローン病・潰瘍性大腸炎が
なかなか良くならない時に読む本
－最新治療とセルフケアー

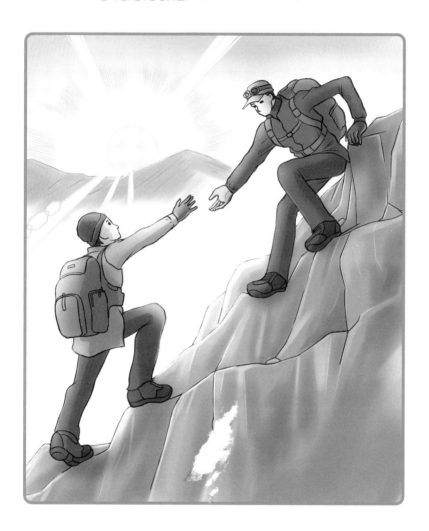

クローン病・潰瘍性大腸炎が なかなか良くならない時に読む本

目次

はじめに

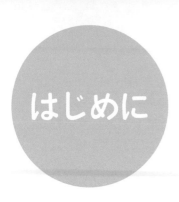

はじめに

　「クローン病・潰瘍性大腸炎と診断されたらまっ先に読む本」を出版したのが2012年の夏でした。時は流れ患者さんの数はどんどん増え、いつのまにか「炎症性腸疾患患者30万人時代」などといわれるようになりました。いまだに原因はわかっていませんが、この間に治療は大きく前進しました。

　前著ではインフリキシマブ（レミケード）とアダリムマブ（ヒュミラ）という抗TNFα（アルファ）抗体製剤を「革命的治療薬」として大きく取り上げましたが、でもこの時点ではまだこの２つしかありませんでした。ここ数年治療薬の進化には目を見張るものがあります。これらの「さらに革新的な」新薬について、皆さんに一日も早くお伝えしなければとずっと思っていました。

　そんな中、三雲社編集部の方から続編を書いてみないかと声をかけていただきました。前著では革命的治療薬のことだけでなく、クローン病・潰瘍性大腸炎（この２つを合わせて炎症性腸疾患、IBDといいます）の病態といったちょっと難しそうな話題を、それこそ寝っ転がったまま気軽に楽しく読むうちに理解できるということを目標としました。この本では前著の繰り返しはできるだけ避け、前著でお伝えできなかったことをわかりやすく書くことにしました。

新しく登場した治療薬はもちろん一番に選択されてもいいのですが、もしインフリキシマブやアダリムマブで寛解が得られているのなら、あえて変更する必要はありません。ですから現在のところこれらの新薬の位置づけといえば、今までの治療薬では寛解が得られなかった、良くならなかった患者さんにこそ役立つ治療薬と考えられるでしょう。そこで今回は、題名を「なかなか良くならない時に読む本」と命名しました。前回同様寝転んで気軽に楽しく読める本にしたつもりです。この本を手にとって下さったクローン病・潰瘍性大腸炎の患者さんが「なかなか良くならない時」、次に選ぶ治療の理解の手助けになり、その結果皆さんがごく「普通」の毎日を送れるようになることを願ってやみません。

クローン病と
潰瘍性大腸炎の現在

1.増え続けるIBD患者
(クローン病・潰瘍性大腸炎の患者数)

　難病情報センターのホームページによれば、わが国のクローン病患者数は指定難病医療受給者証交付件数でみると1976年にはたったの128人でしたが、2013年度には39,799人となり、大きな増加がみられます。それでも、人口10万人あたり27人程度、米国が200人程度ですので、欧米の約10分の1と述べられています。一方潰瘍性大腸炎の患者数は2013年度末の医療受給者証および登録者証交付件数の合計で166,060人、人口10万人あたり100人程度であり、米国の半分以下とされています。でもこれはあくまで医療費受給者証を交付した患者数をもとにしたものです。

　2015年1月に施行された「難病の患者に対する医療等に関する法律」(略して「難病法」)は、医療費助成の対象疾病の数を増加させた一方で、軽症者は助成対象から原則として除外されてしまいました。ただ、難病法施行前から助成を受けてきた患者さんについては、2017年末まで、病状の軽重に関わらず助成を続ける3年間の経過措置がとられました。ということは、裏を返せば2018年からは軽症患者さんの数を把握できなくなっているのです。厚生労働省による集計の結果、残念なことに(というか政府の狙い通りじゃないかと思いますが)、指定難病全体で約15万人が不認定もしくは申請なしであることが明らかとなったのです。これでは正しい患者数の把握はできませんね。

　ただ軽症者全員が不認定になったのかというと、そうではなく一応救済プランが作られています。それが「軽症かつ高額」という制度の導入です。難病医療費助成の認定審査は、定められた（1）診断基準と（2）重症度基準（症状の程度の基準）の２つの基準をもとに行われます。審査の結果、上記２つの基準両方を満たした方が認定となります。でも診断基準は満たすものの、適切な治療によって症状が抑えられたり改善したりした結果、重症度基準を満たさない状態になっている（つまり軽症）という場合もありますよね。こんな場合でも一定期間内に高額な医療費がかかった患者さんについては医療費助成の対象として認定し、患者さんの負担軽減を図るものが「軽症かつ高額」の制度なのです。具体的には、申請した月以前の12ヵ月間（発症１年未満の場合には発症月から申請月の間）に、申請した疾病にかかった医療費総額（10割分）が33,330円を超える月が３ヵ月以上あった（つまり高額）ということが条件です。ですから厳密にいうと軽症患者さんすべてが把握できなくなったのではなく、「軽症かつ高額」にも当てはまらない軽症の患者さんが患者数統計から外れたと考えられるのです。しかしいずれにしても新しい制度の導入によって正確な患者数はわからなくなったと言わざるを得ません。

　そこでやり方を変えて患者数の調査する試みが行われました。平成28年、厚労省の炎症性腸疾患研究班と難病疫学班という２つの班が共同で、全国の医療機関にアンケート調査を行いました。その結果、なんとクローン病は70,700人、潰瘍性大腸炎が219,700人という結

果が出たのです。2つの疾患を合わせると炎症性腸疾患の患者さんはもう少しで30万人に届こうという勢いであることがこの調査で判明したわけです。これは大変なことですよね。少し前の統計になりますが、平成24年10月時点での慢性腎不全患者さん30万人、大腸がん患者さん26万人に匹敵する数で、胃がん18万人に比べるとはるかに多いことがわかります。日本の人口が約1億2,000万人。実に400人に1人が炎症性腸疾患ということになります。

　アメリカは人口が約3億人ですが、炎症性腸疾患の患者さんは約200万人もいるようです。日本もここまで増えるのでしょうか。そうだという人もいますし、遺伝的な背景の異なるアジア人はそこまで増えないのではないかという人もいて、定説はありません。「コモン・ディジーズ（高血圧症や糖尿病のようにごく普通にみる病気）」のはっきりした定義はありませんが、だいたい1,000人に1人以上が罹る病気を指すようです。炎症性腸疾患はいつの間にか立派なコモン・ディジーズの一員になってしまったのです。もし治療の進歩が追い付かなければこれは大変なことになりますが、世界的にも患者数がまだまだ増加の一途をたどっていることは、皮肉なことに製薬会社による新薬開発の意欲をそそることにもなり（いわゆる市場の拡大ということです）、どんどん新しい薬が出てきていますし、まだこれから先にも出てくるだろう新薬の開発治験が目白押しです。1つの治療薬ですべての患者さんの問題が解決するということはありえないので、次から次に新しい作用機序の治療薬が登場するということは、より多くの患者さんを助けることにつながります。これは本当にありがたいことです。

2.私がIBDと深く関わるように なった訳

　ここで私がIBDと深く関わるようになった訳をお話しします。「そんなの聞きたくない！」なんて言わないで下さいね（笑）。

　私がIBDを専門に診療や研究を行うようになったのは今から約30年前のことです。関節リウマチをはじめとするさまざまな炎症で重要な役割を果たしているサイトカイン（ホルモンのような、ごく微量で強い生理活性を発揮する物質）の1つ、インターロイキン6（Interleukin-6、略してIL-6、アイ・エル・シックスと呼びます）を発見した、岸本忠三（きしもと ただみつ）という免疫学のえらーい先生が、当時私のいた大学の教室の教授に就任されたのです。教室をあげて免疫やサイトカイン、とりわけIL-6と疾患との関わりを研究しようということになりました。私はもともと消化器疾患を専門にしていましたので、一番免疫と関わりが深く、でもまだまだ謎に包まれているIBDをテーマにしようと考えました。とはいえその頃は患者さんが本当に少なくて、関連施設に片っ端から手紙を書いて患者さんを紹介してもらうようお願いしたのですが、それでもなかなか集まらず苦労したものです。1人でも多くの患者さんを診て経験を積むことが大事ですからね。まさか今のようにコモン・ディジーズの仲間入りをするなんて想像もしませんでした。

　診療経験を積む、とはいうもののできることは限られていました。潰瘍性大腸炎には1930年代に開発されたサラゾスルファピリジン

（サラゾピリン）、重症患者さんにはステロイド、それでだめなら大腸全摘。クローン病は当時絶食と栄養療法（成分経腸栄養剤のエレンタールを鼻注、すなわち鼻から胃の中まで通したチューブから注入したり、もっと重い患者さんには中心静脈栄養、すなわち太い静脈にチューブを挿入して必要な栄養を補給したりしました）がほとんど唯一の治療と考えられていました（実はこの治療が行われていたのは日本だけだったんですけどね）。当然のことながら入院中ならまだしも、家に帰ったら食べてしまうのが人情。それでまた悪化して病院に行くと「また何か変なもん食った？　とりあえず入院ね」などと言われてしまう。そうこうするうちに狭窄ができたりして手術を繰り返し、だんだん腸が残り少なくなったり、肛門部病変がこじれてストーマ（人工肛門）になったり、若い患者さんが1年の半分以上を病院で過ごしたり、仕事や学校どころの騒ぎじゃありません。多くの患者さんにとって就職も恋愛も結婚も出産も手の届かないところにあったのです。たいていの患者さんは外に出ることが少ないためか色白で、栄養が足りなくてガリガリに痩せていました。それがどうでしょう。抗体製剤が使えるようになると、それまでの厳しい食事制限は必要なくなり、むしろ栄養が良過ぎるくらいの人も増えてきました（それはそれで問題ですが）。でも「いい栄養をとりましょう」とか「バランス良く食べましょう」とか言ってもあまりに漠然としていてわからないし、じゃあ具体的に何をどれだけ食べるのが良い食事なのか、治療が進んだ現在でもこの病気で避けるべきものは何か、と聞かれて正しく答えられる医者はほとんどいないと

思います。私は新しい治療の時代に合ったクローン病の栄養指導というものを改めて考えなければいけないと思い、動き出しています。患者さんに共通していえることもあるでしょうが、多くの点で一人ひとり、かなり違うアプローチが必要なのではないかと思っています。

　当時は検査だって大変でした。内視鏡の性能も今のものとは比べものになりませんし、だいいち、小腸を直接診ることができませんでした。小腸に病変がないか調べるためには小腸二重造影といって、チューブを飲んでその先端が胃を超えて十二指腸に入るまで歩き回ってもらって、入ったのが確認できたら硬くて冷たいX線透視台に寝てもらい、そのチューブを通して造影剤を入れ、その後から空気を入れて小腸を口側から順に膨らませながらレントゲン写真を撮っていくというものしかありませんでした。CTも今のように高速ではなかったので、動く腸を鮮明にとらえることができませんでした。今はCTでもかなりの情報を集めることができますし、ちょっと大変ですが、ダブルバルーン小腸内視鏡検査があります。ちょうど胃カメラの延長、大腸ファイバー（内視鏡）の延長という感じで小腸の上半分、下半分を観察するだけでなく、粘膜のサンプルを採ってくる（生検）とか、狭窄があって入らない時に内視鏡から造影して狭窄の向こうの情報を得ることもできます。もっとずっと楽な検査ならカプセル小腸内視鏡。大きめですがカプセルを飲むだけで、小腸の画像データを時々刻々送ってくるので、それをキャッチして記録して解析するという優れものです。最近はカプセル大腸内視鏡

というものもできました。ただこれは大量の経口腸管洗浄剤を飲む必要があり、それほど楽ではないかもしれません。

　さて岸本先生の教授回診の時、私の人生を大きく変える出来事がありました。絶食で中心静脈栄養療法を受けている患者さんのところに来たとき、私たち消化器グループの医師の前で「なんで食べたらあかんねん」と言い出したのです。絶食が当たり前と思っていたので返答に困り、「腸を安静にするしか治療法がありませんので」と答えると、「どあほ、そやから治療法を作るんやないか。おまえら何のために大学におるんや。ちゃんとした治療をして食べさせてやれ！」と怒鳴られてしまいました。それも患者さんの目の前で、ですよ。

これは応えました。でもまさに正論ですよね。この出来事が私をより本気モードにしてくれました。そうだ！　本当に今までにない新しい治療薬を開発しよう、と。でもその前にとても大きな問題がありました。私はずっと消化器外科、消化器内科をやってきたいわゆる「消化器屋」で、免疫学の知識などひょっとすると学生レベル以下だったかもしれません。クローン病の病態を知り、それを克服する新しい治療を開発するには、まず免疫学の勉強が必須だと痛感していました。そこで私は岸本先生にお願いして、しばらく臨床の場を離れて免疫学の知識と実験の手法を身に着けるために留学させてもらうことにしました。その行き先は岸本先生が自ら選んで下さいました。臨床の現場を離れずに免疫学の業績も立派に積み重ねている（こういうのをクリニシャン・サイエンティスト、臨床医であり科学者、

と呼びます）ギャリソン・ファスマン教授のいるスタンフォード大学です。私にとっては本当にラッキーな話でした。だって夢のカリフォルニアですよ。温暖な気候、抜けるような青い空。まさにテンション・マックスでしたね（笑）。

そんな恵まれ過ぎた環境では、勉強はそっちのけでアメリカ生活をエンジョイしまくっていたんじゃないかと思われるかもしれませんね。でもいずれは元の大学の第三内科に戻らないといけなかったので、戻った時のことを考えると実は毎日がものすごいプレッシャーでした。アメリカのボスは優しかったのですが、いつも目の前に浮かぶのはそのボスの顔ではなく、怖い怖い岸本先生の顔でした。そのプレッシャーのおかげか、私は何とか免疫学の知識と実験法を習得するだけでなく、クローン病の病態をそれまででもっとも忠実に反映しているマウスの腸炎モデルの作成に成功しました。このモデルの詳細については、話がかなり難しくなるのでここでは省略することにします。

その腸炎モデルをもって帰国したころ、ちょうど教室では岸本先生が中外製薬と共同でIL-6の働きをブロックする抗IL-6受容体抗体（のちに関節リウマチの治療薬として世界中で使われるようになるトシリズマブ）を開発し、治験も進められていました。私が一番に目を付けたのは、この抗体がクローン病の治療に使えるのではないかということです。クローン病ではIL-6が増加していることは知られていました。IL-6は肝臓に働きかけてCRPという、皆さんもよくご存じの炎症マーカータンパクの産生を促します。クローン病はその活

動性がCRPの動きに大変よく反映されます。クローン病でIL-6が非常に重要な役割を果たしていることに疑いはありませんでした。そこでこのマウスモデルを使ってIL-6をブロックすると腸炎が起こらなくなるかを見ることにしました。結果はまさに「大当たり」でした。それを論文発表したあと、日本国内の多施設でクローン病患者さんに対する臨床試験を開始しました。その試験結果も良好で、消化器病学の世界でもっとも権威のある雑誌に論文を発表することもできました。でも悲劇は突然に訪れるというか、ちょうどその頃中外製薬がロッシュというスイスの製薬会社の傘下に入ることになり（つまりは資金援助を受けるということです）、関節リウマチと一部の適応症以外は開発が止まってしまったのです。世の中は本当にままならないものですね。

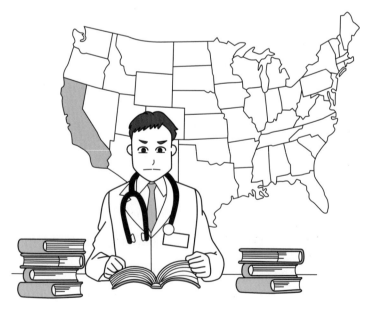

3.診療体制はどうなっているの?
(IBD診療の現状)

　ところで話は変わりますが、これだけ患者数が増加しているというのに、炎症性腸疾患を専門にしている医師の数は残念ながらそれに見合うほど増加しているとはいえません。そうなると一般内科医や一般消化器内科医が診なくてはならないことになります。そこで国は「難病の医療提供体制の在り方についての骨子案」というものを提案しています。炎症性腸疾患を特に専門にしていない医師が疑いのある患者さんを診察した時は、都道府県が指定した難病診療連携拠点病院（主には大学病院などが指定されます）に紹介をする。ここにいる炎症性腸疾患の診療経験豊富な医師が診断し、治療方針を決める。するとそのあとはその地域にある難病医療協力病院、あるいは一般病院や診療所に逆紹介をして実際の治療を行う、それも「より身近な医療機関で適切な医療を受ける」ことができる体制を整えることが必要だというのです。しかし一般病院や診療所に高額な新薬を用いた治療を受ける患者さんがたくさん来られると、診療報酬が高騰してしまいます。一見儲かっていいじゃないかと思われる方もおられると思いますが、厚労省は診療報酬の「内容」ではなく「額」だけを見て指導や監査を行うということになっていて、まあ指導や監査を受けて咎められるような診療をしているほうが悪いとはいえるのですが、それまで比較的のんびりと診療していた診療所などが、診療報酬請求の隅から隅まで厳しく審査されることになり、結局「う

ちでは診られないから拠点病院で診て」と突き返されることも予想されます。実際、肝炎のインターフェロン治療が始まった頃がまさにそのような状況でした。私は当時大学病院に勤務していましたが、インターフェロンの導入が終わると通常患者さんは週に数回約1年間注射を続けなければいけませんでした。そのたびに大学病院を受診してもらうと注射だけでほとんど1日仕事になります。それでは大変ということで開業医の先生方にお願いをして注射をしてもらったのです。インターフェロンはとても高価です。初めのうちは気軽に引き受けてもらっていたのですが、そのうちにこれ以上は無理だと患者さんが大学病院に返されてきました。実際、急に高価なクスリを使った治療が増えたというだけの理由で厚労省の指導を課せられたり、大変なことがあちこちで起こったのです。急遽大学病院にインターフェロン外来というのを設けて、時間をかけずに注射を受けられるシステムを作ったものです。国が作った骨子の腰を国が折ってしまうということになってしまい、このままではこの構想が頓挫する可能性が高いと言わざるを得ません。同じ厚労省内のことなので、何とか解決してほしいものですね。

では私のクリニックは例外なのかというと決してそういうわけではなく、日々保険審査の厳しい目を感じています。ある程度は予測していたのですが、正直なところ、これほど厳しいとは思っていませんでした。しかし、簡単に引き下がることはできません。治療のために毎回大病院を丸一日潰して受診しなければいけないような不便を感じずに、患者さんに気楽に治療を継続してもらうことが大事

だと思っています。そのためにアメリカでは一般的な「あなたの街のインフュージョンクリニック」というべきものを実現しようと始めました。でも後に続いてくれるところがほとんどないところを見ると、日本ではやはり相当厳しい立場にあるのだと実感します。「難病の医療提供体制の在り方についての骨子案」の実現に向けて、早く国も前向きに取り組んでもらいたいものです。

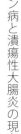

第1章

クローン病と潰瘍性大腸炎の現在

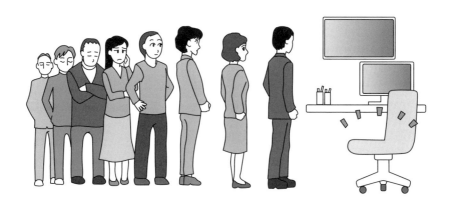

4.進む画期的新薬の開発

　先ほども述べましたように、患者数の増加は製薬会社による新薬開発への意欲をそそることにもなり、どんどん新しい薬が出てきていますし、まだこれから先に出てくるだろう新薬の開発治験が目白押しです。既存薬も進化を遂げています。詳しくは第2章「クローン病と潰瘍性大腸炎の最新治療」でお話ししますが、ざっとその概要をご紹介したいと思います。

　2002年にクローン病の革命的新薬として登場したレミケードはその後どんどん進化を遂げました。皆さんはびっくりされると思いますが、当初寛解導入のための単回（1回だけ）投与（ろう孔に対しては3回投与）しか承認されていなかったのです。2007年に初めて8週ごとの維持療法が承認され、さらに2011年には効果が減弱した時には倍量投与、2017年には4週までの投与間隔短縮が承認になり、潰瘍性大腸炎にも2010年に適応が追加されました。レミケードの次に登場したヒュミラも2013年潰瘍性大腸炎の適応追加、クローン病には2016年効果減弱時の倍量投与承認についで同年クエン酸フリーの製剤に生まれ変わり、それまで問題だった注射部位の疼痛が大幅に改善されました。さらに2016年にはオートインジェクター製剤「ヒュミラ皮下注ペン」が登場し使い勝手も良くなっただけでなく自己注射の恐怖感もかなり軽減されました。

　さらにクローン病に対しては2016年にゼンタコートが発売されま

した。これはブデソニドという副腎皮質ステロイド製剤なのですが、通常のステロイド製剤とは異なり、腸管から吸収されて血行に乗り肝臓を一度通過することでほとんどが代謝されてステロイドとしての作用がなくなってしまうという画期的な薬です。このブデソニドを小腸の終わりの辺りで放出するカプセルに詰め込んだ製剤がゼンタコートで、副作用が少ないステロイド製剤です。でもやはりステロイドなので8週間の寛解導入のみに用いられ、寛解維持効果は認められていません。欧米で「ステロイドで寛解導入する」というと、実は多くの場合この薬を用いているのです。

　2017年にはステラーラ（ウステキヌマブ）がクローン病に対して承認になりました。これはIL-12とIL-23の共通部分であるp40というタンパク質をブロックするモノクローナル抗体製剤です。共通部分をブロックするので、IL-12と23の両方を同時にブロックできるというわけです。この薬は2020年3月に潰瘍性大腸炎に対しても適応が追加になりました。

　同じ年、潰瘍性大腸炎に対して第3の抗TNFα抗体製剤シンポニー（ゴリムマブ）が承認されました。ステラーラとシンポニーはトランスジェニック法という画期的な方法で作成された抗体製剤で、ほぼ100%ヒトのタンパク質でできていて、薬に対する抗体ができて効果が減弱するということが非常に少なくなっていることが特長です。この年にはブデソニドの注腸フォームであるレクタブルも発売されました。

　ここまで「インフリキシマブ」とか「アダリムマブ」とかいろん

な抗体製剤の名前が出てきましたね。でたらめ勝手につけられているように見えるこれらの名前にも、実は命名法のルールがあります。皆さんは名前の最後が「マブ」で終わっていることに気がついておられるのではないでしょうか。「マブ」は「mab」、すなわちmonoclonal antibody、モノクローナル抗体（ひとつの細胞クローンから作られた均一な抗体）を意味するのです。ではそのひとつ前の文字が「キシ」とか「ム」とか「ズ」となっているのにはどんな意味があるのでしょう。「キシ」は「xi」すなわち「キメラ」という意味です。「キメラ」って何でしょう。それはギリシャ神話に登場する頭はライオン、体はヤギという生き物のことです。もともとマウスの抗体であったものを遺伝子操作で多くの部分をヒトの抗体タンパクに置き換えたもので、ヒトのタンパクに近づける、すなわち「ヒト化」の技術としては最も古いものと言えるでしょう。「キメラ」より新しい技術でさらにヒトのタンパクに近づけたのが「ヒト化抗体」でhumanizedという英語の「z」をもらって「ズマブ」（-zumab）と命名します。先ほど出てきた抗IL-6受容体抗体「トシリズマブ」や、この後で紹介するベドリズマブがこれに当たりますが、今治験中のものにも「ズマブ」はいくつか入っています。そして究極のヒトタンパクそのものを作り出したものに「ヒト」（human）の「u」が授けられて「ウマブ」（「ウ」はその前の音によって「ム」（mu）になったり「ヌ」（nu）になったりします）と名乗ることができます。

　抗体を「ヒト化」する、ヒト本来のタンパク質に近づける技術の最も進化した型が「トランスジェニック法」というものです。ヒト

本邦における IBD 治療の進歩

1970〜79年	サラゾピリンUC、ステロイドCD・UC
1980〜89年	経腸栄養療法CD、中心静脈栄養療法CD、フラジールCD
1990〜99年	ペンタサCD・UC、アダカラムUC
2000〜09年	セルソーバE UC、レミケードCD、イムラン・アザニンCD・UC、アダカラムCD、プログラフUC、アサコールUC
2010年	レミケードUC、ヒュミラCD
2011年	レミケードCD倍量
2012年	
2013年	ヒュミラUC
2014年	
2015年	インフリキシマブBS CD・UC
2016年	ヒュミラCD倍量、リアルダUC、ゼンタコートCD
2017年	ステラーラCD、シンポニーUC、レミケードCD短縮、レクタブル注腸フォームUC
2018年	ゼルヤンツUC、エンタイビオUC
2019年	エンタイビオCD
2020年	ステラーラUC、イムノピュアUC、フェインジェクト
2021年	アダリムマブBS CD・UC、ヒュミラUC倍量・短縮、アダカラムUC寛解維持
2022年	ジセレカUC、カログラUC、リンヴォックUC、スキリージCD

CD：クローン病、UC：潰瘍性大腸炎、インフリキシマブ BS：レミケード後発品、
アダリムマブ BS：ヒュミラ後発品

の抗体（免疫グロブリンというタンパク）そのものを作る遺伝子を移植したマウスを用いて標的の分子に対する抗体を作る方法です。でも「ファージディスプレー法」という、それよりひとつ古い技術で作られた抗体に、その時はこれが究極の「ヒト抗体」だと考えてアダリムマブ（adalimumab）と名付けてしまったので、トランスジェニック法で作られた抗体と区別できなくなってしまいました。

　ところで抗体製剤を作る時の話ですが、抗体というのはリンパ球が作るタンパクです。正確にいうとBリンパ球が成熟した形質細胞が作ります。ちなみにこの成熟には、実は岸本先生の発見したIL-6が必須です。この抗体を薬にしようとすると大量生産が必要ですよね。でもリンパ球を増やしてせっせと抗体を作ってくれるようにすることなど、実はそうたやすいことではありません。今日さまざまな抗体製剤が開発されるようになった陰には日本でなされた、ある大きな発見が貢献しているのです。

　私はそもそも山村雄一という日本の免疫学発展に大きな貢献をした偉大な先生に憧れて大阪大学の第三内科に入局しました。岸本先生は私の恩師ですが、やはりその山村先生に憧れて学生の時から教室に出入りしていました。山村先生は私が入局してすぐに大阪大学の総長になりましたが、「大阪北部の北摂地区をライフサイエンスのメッカにしたい」という夢を抱いていました。最初に取り掛かったのが大阪大学細胞工学センターという研究所の設立でした。そして岸本先生もそこの教授になり、IL-6の発見という偉業を成し遂げました。そのセンターの長に抜擢されたのが岡田善雄という先生でし

た。彼は世界で初めて「細胞融合」という現象を発見した先生です。2つの異なる細胞にあるウイルスを振りかけると、元の2つの細胞の性質を併せ持つハイブリッド細胞を作ることができることを発見したのです。この方法を使って、ある標的をブロックする抗体を作るBリンパ球と、無限に増殖するリンパ腫の細胞を融合させ、無限に増殖しながら目的の抗体を産生するハイブリッド細胞を作ることを可能としたのです。もし、岡田先生の発見がなければ、今日の抗体製剤の開発は数十年遅れていたといわれているのです。そうだとしたらおそらく今頃はまだインフリキシマブもアダリムマブも何もなかったでしょうね。

2018年には関節リウマチで承認されていたゼルヤンツという画期的経口薬に潰瘍性大腸炎の適応が追加されました。これはJAK阻害剤です。サイトカインが受容体に結合した後、その作用を起こすのに必要なスイッチがJAK（ヤヌス・キナーゼ）という酵素なのですが、それを低分子化合物（抗体製剤よりずっと小さな分子）でブロックすることができるという点でこれも画期的な薬なのです。

そして同じ年ベドリズマブ（エンタイビオ）が潰瘍性大腸炎の治療薬として登場しました。腸へ行き着く運命になっているリンパ球の表面にはα4β7インテグリンという分子が、ちょうど郵便番号のような働きをしていて、それを隠してしまうため腸へたどり着くことができなくなり、腸で悪さをするリンパ球の供給をストップするという働きがあります。この薬は2019年にクローン病にも適応が追加され、また当初点滴で投与されていたのが、自己注射のできる皮

下注製剤も発売される予定になりました。

　新薬ではありませんが、2015年にはレミケード（インフリキシマブ）の後発品が発売されました。ジェネリックのようなものですが、生物学的製剤（バイオ医薬品）の場合ジェネリックとは呼ばず「バイオシミラー」と呼びます。「シミラー」は「似ている」という意味の英語から来ています。どうしてそう呼ぶのでしょうか。一般に内服して吸収されて効く薬は分子量の小さい（低分子）化合物で、特許が切れたら他社の工場でまったく同じものが作れます。これがジェネリックと呼ばれるものです。ジェネリック医薬品は安いのが特長ですが、なぜ安いかというと物理的に同じものということさえ証明できれば改めて治験をする必要がないからです。治験には大変なお金がかかるのです。

　ところが抗体製剤のようなタンパク質となると話は別で、巨大な分子です。今の科学ではタンパク質を工場で合成することはできません。ですから生き物（バイオ）、すなわち細胞に作ってもらうしかないのです。タンパク質は、いくつものアミノ酸がそのタンパク質固有のある定められた順序で結合したものですが、細胞が合成して分泌したあとアミノ酸の連なった糸のような分子はくしゃくしゃと折りたたまれ独特の3D構造を造ります。そしてその形を保持するために糖でできた補強材（糖鎖といいます）があちこちに結合します。この過程は人工的にコントロールすることができません。ですから出来上がった抗体製剤の集まりから本当に治療薬としてのパワーを持った部分だけを取り出してバイオ医薬品はつくられます。もちろ

んオリジナルのレミケードやヒュミラやその他の抗体製剤もみなそうしてつくられています。

　後発品も同じプロセスでつくられるので、実際にオリジナルと異なるわけではありませんが、まったく同じとは言い切れないので「シミラー」と呼ぶわけです。ではバイオシミラーも治験をする必要はないのでしょうか。実はすべての国で代表的な疾患に対してのみ治験をするように指導されていて、それでオリジナルとの差がないことが証明されればすべての適応症で使えることになっています。これを難しい言葉で「適応症の外挿（がいそう）」と呼んでいます。代表的な疾患だけとはいえ治験が必要なだけ開発に費用がかかるため、ジェネリック医薬品がだいたいオリジナルの半分の値段になるのに対して、バイオシミラーは7割と決められています。また、アダリムマブのバイオシミラーも承認されています。今後は日本にも特許が切れたバイオ医薬品に対してはバイオシミラーが次々に導入されるでしょうし、JAK阻害薬は工場生産できる低分子化合物なのでジェネリック医薬品が出てくることになるでしょう。

　さらに、IL-12と23の両方を同時にブロックするウステキヌマブとは違って、IL-23のみを抑える抗体製剤の治験がいくつもの製薬会社で始まり、それ以外にもまったく新しい標的に対する抗体製剤、より改良されたJAK阻害薬などが開発中です。またα4β7インテグリン（郵便番号でしたよね）を抑える、抗体ではなく内服薬も発売されました。これだけあればどれかは自分にピッタリ合った薬が見つかる可能性が高くなることになりますね。しかも同じような作用が

あってもより「楽ちん」に治療を受けられる製剤の開発が行われています。IL-23、JAK、インテグリンの3つは多くの製薬会社が治療の標的として注目しており、これからしばらくは開発の目玉になると考えられます。

　炎症性腸疾患の患者さんで貧血に悩んでいる人は多いと思います。その中で一番多いのが鉄欠乏性貧血です。でも鉄剤って飲むと気持ちが悪くなったり胃が痛んだりする人が多いですよね。かといって今までの静注鉄剤（いわゆる点滴）は何度も何度も通院して打ってもらわないと、ちっとも貧血が良くなりません。そんな悩みを解決する画期的な鉄剤が出ました。それがフェインジェクトです。クローン病や潰瘍性大腸炎を直接治療する薬ではありませんが、治療上とても重要な薬だと思います。ただ、血液中のリンが低下し、場合によっては骨軟化症に至ることもあり、注意が必要です。

5.「難病」という概念に対する 誤解

　難病と聞いて治らないと悲観する患者さんは多いと思います。私はいつも患者さんに言うのですが、難病は「治らない病気」ではありません。難病は今のところ治そうと意図して治療しても「治せない」だけで、治療が進めば必ず治る日が来るということです。それどころかもうすでに治っている患者さんもいるといってもいいかもしれないのです。それは発症時には相当に苦労した潰瘍性大腸炎の患者さんでも、その後の長い人生をずっと無治療で寛解状態を維持している方がいることからもうかがい知れます。

　最近欧米、特に欧州を中心に抗TNFα抗体製剤を休薬しても長く寛解を維持できる患者さんがいることがわかり、休薬を勧める考え方が広まってきています。実際私の患者さんで海外移住された、あるいは海外に戻られた方が、抗TNFα抗体製剤による治療継続目的で紹介した先から、もうずっと寛解が維持できていて、しかも画像診断でも寛解状態が確認できたことから休薬を勧められ、その結果休薬したという話を何度も聞いています。欧州では「バイオサイクル」という言葉を作って、休薬してもまた必要になれば使う、使って良くなったらまた休薬するというサイクルを勧めています。もちろんその背景には日本と違って難病医療費助成制度がなく、患者さんは医療保険を使って治療を受けなくてはならないという金銭的な問題もあります。でも実際にサイクルを繰り返す必要もなく長い間無治

療で寛解を維持できる患者さんがいることも確かです。

　１年以上レミケードと免疫調節薬（アザチオプリンや６メルカプトプリン）で８週間隔の治療をして６ヵ月以上ステロイドによる救済治療の必要もなく寛解を維持できている患者さんを対象に、レミケードを中止して２年半以上観察した海外での研究があります。残念なことに１年の時点で半分の患者さんが再燃してしまいました。でもその後は多くの患者さんがそれ以上再燃を起こすことなく経過したのです。再燃のいろんなリスク因子を解析し、そのリスク因子が少ない患者さんはほとんど再燃しないこともわかりました。もしその後の長い一生まったく再燃・再治療を経験せずに過ごすことができたら、「治った」のとどこが違うのでしょうか。レミケードをはじめとする抗体製剤は使いだしたら一生使い続けるのだという考え方は、もうすでに古い考えなのかもしれませんね。

6.IBD患者さんの高齢化

　さて、クローン病も潰瘍性大腸炎も比較的若いうちに発症することが多いということは以前からずっといわれてきました。でも日本の人口構成が高齢化しているように、たとえ発症が若くても年齢を経れば高齢の患者さんが増えるのは当然といえます。実際、潰瘍性大腸炎の年齢別患者数を調べた平成22年の厚労省研究班の調査では、すでに60歳以上の患者さんの数が20代の患者さんの数を上回っていました。炎症性腸疾患の患者さんも日本の人口と同じように高齢化が進んでいるわけです。

　発症は若い時だけれど、長く患っているうちに高齢化したという患者さんとは別に、高齢になって潰瘍性大腸炎を発症する患者さんも増えていることがわかっています。炎症性腸疾患、特に潰瘍性大腸炎は歳をとるにしたがって活動性が低下するといわれてきました。しかしこれは若くして発症した患者さんには当てはまっても、高齢発症の潰瘍性大腸炎患者さんには当てはまらず、むしろこれらの患者さんでは重症度がやや高いこともわかってきました。高齢になってから発症した潰瘍性大腸炎患者さんは若年発症で高齢化した患者さんに比べて明らかに入院や手術になる確率が高いともいわれています。そういう意味でも高齢発症の患者さんと若年発症で高齢化した患者さんとは区別する必要があるといえます。

　一方クローン病は潰瘍性大腸炎と比べると高齢発症は少ないとい

われています。海外の研究で必ずしも日本でそのまま当てはまるか
どうかはわかりませんが、高齢発症では大腸型クローン病が多く、
幸い狭窄やろう孔といった合併症は少なく、全体に活動性はやや低
いようです。

　高齢の患者さんで特に注意しなければいけない点は、治療の多く
が免疫を抑える治療であるということです。高齢の患者さんはもと
もと若い人に比べると免疫力が低下していると考えなくてはならず、
さらにこの免疫を抑える治療を行う場合には若い患者さんより感染
症を引き起こすリスクが高くなり、十分な注意をする必要があるか
らです。例えば抗体治療薬やJAK阻害薬を若い患者さんと同じよう
に高齢の患者さんに使えるのでしょうか。65歳以上の患者さんに抗
TNFα抗体製剤を投与した場合、重篤な感染症の頻度が高くなり、
呼吸器感染症が大部分を占めることも示されています。抗TNFα抗
体のあとから発売された抗体製剤は安全性がより高いという人がい
ます。確かに理論的に考えると安全性は高そうなのですが、残念な
がらまだ確実にそういえるだけのデータはありません。

7. 小児発症のIBDと移行期医療

　「小児」というのは一般に15歳未満と考えられています。小児発症の潰瘍性大腸炎もクローン病も実は相当な勢いで増えているようです。炎症性腸疾患の原因として遺伝的な要因と環境因子が密接に関与しているとよくいわれますが、小児においては成人の炎症性腸疾患より遺伝的要因の関与が強いと考えられています。日本人のデータですが、同じ疾患の家族歴がある割合は、潰瘍性大腸炎では成人が1.9％であったのに対して小児では4.6％、クローン病では成人が1.8％だったのに対して小児では3.0％と、小児ではより多くの炎症性腸疾患患者さんが家族歴を有しているということがわかっています。年齢が上がるに従って患者数は増え、潰瘍性大腸炎では8歳以降、クローン病は10歳以降で明らかな増加が認められます。

　6歳未満で発症し炎症性腸疾患と診断されることもあり、超早期発症型炎症性腸疾患と呼んで一般の小児発症炎症性腸疾患とは区別しています。その理由は原発性の免疫不全症に関連した腸炎が含まれることや難治性であることです。

　発達の過程にある小児では治療にも特別な配慮が必要となります。潰瘍性大腸炎では発症後、直腸炎型から全大腸炎型に進展することが多く、大人よりも積極的な治療が必要となることが多いといわれています。また身長・体重・二次性徴・骨年齢などの成長速度を定期的にチェックする必要があり、成長障害の原因となるステロイド

の使用は極力避けるべきでしょう。さらに思春期を迎える患者さんには思春期特有の心理的・社会的問題があり、専門的カウンセリングを含めた心理的サポートも必要と考えられます。

　小児潰瘍性大腸炎の治療は成人とほぼ変わりがありませんが、クローン病の初期治療は原則として栄養療法（成分経腸栄養剤を用いた完全経腸栄養療法）が中心に行われています。そして潰瘍性大腸炎・クローン病とも生物学的製剤の導入にはかなり慎重というのが小児科の先生方の方針のようです。厚労省班会議の小児炎症性腸疾患の治療指針にもそのようにうたわれています。確かに成人に比べると使用経験は少なく、早く発症したということはこれから長く使っていく必要があり、副作用を心配するというのが原因なのではないでしょうか。でも理由はどこにもはっきりとは書かれていません。

　この方針に私は個人的には疑問を抱いています。当院を訪れる小児患者さんの親御さんたちは、むしろ苦しい栄養療法を我が子に強いるのに忍びない、それよりきちんと効いてくれる治療で早く元気になって、周りの子どもと同じように普通に学校へ通い、普通に友だちと遊べるようにしてほしいと言われ、生物学的製剤の使用にほとんど抵抗がないように思われます。よくよく話を聞いてみると親御さん、特にお母さんは子どもがこの病気になったのは自分のせいではないかと心を痛めておられるケースがあります。そのためだけではないと思いますが、子どもが辛い治療を受けていることが耐えがたいと思われているように見受けられる場合も実際にあります。それに、特にクローン病の治療では、狭窄やろう孔といった合併症

を起こさないうちの、つまり発症してから早い時期にしっかりと炎症を抑え込む治療が求められるのではないかと思っています。これはあくまで限られた施設での臨床経験だけですので、一般論として議論することはできませんし、小児科医でもない私が無責任な意見を言うことは慎むべきかもしれませんが、患者さん自身やご両親の本当の気持ちにしっかりと耳を傾けて、一緒に治療方針について考えていく必要があるでしょうね。

　さて、小児発症の患者さんも成長につれて小児科を離れるべき時が来ます。多くの場合消化器内科医にバトンが渡されることになりますが、いつ移行するのかということについては一定の見解がないというのが現状です。年齢だけで決められるものではなく、体格や性的成熟というものも考慮しなければなりません。患者さん自身や親御さんと、最初から診断と治療に関わってきた小児科医との間には特別な信頼関係ができていて、何歳になっても続けて診てもらいたいという希望があるのも事実です。

　小児発症の疾患を持つ患者さんが成人期医療に移行することを「移行期医療」あるいは「トランジション医療」といいます。厚労省が平成30年に行った小児慢性特定疾病の患者とその保護者に対するアンケート調査によると、成人科への受診に関し、「不安・困難なことがある（あった）」と回答した人が約6割でした。そして成人科受診に関して「不安・困難を感じている」と回答した人について、その理由を聞くと、「自分（患児）の病気を診療してくれる診療科があるのか不安」との回答が約3割でした。このように「移行」というの

はいろいろな問題を含んでいて、今議論が活発に行われているテーマなのです。

　小児のうちは親と主治医のあいだの話だけで治療が進んでいくことが多く、子どもは自分の病名さえ知らず、ましてやそれがどんな性質の病気かも知らず、聞きたくても聞いてはいけないものと思い込んでいたり、自分は知らなくてもいいと思っていたりします。治療に関しても言われるがまま、どんな薬かも知らず、どんなことを調べるための検査かもわからず、ただ言われるがままに従ってきたというケースがほとんどという印象です。トランジションは、ただ明日から小児科ではなく消化器内科を受診するとか、単に主治医が新しい先生に変わるといったものではなく、子ども自身が自分の病気を理解し、自分の症状や気持ちを自分で気づいてコントロールする力を獲得するという、一生を考えると決して受け身のものではなく主体的であるべき、とても重要なステップなのですね。

8.難病医療制度の変化

　平成27年1月1日から「難病の患者に対する医療等に関する法律」
の施行により、難病の医療費助成制度が改正されました。ここで重
要なのは「法律の制定」ということです。つまりそれ以前は法律で
はなく、単なる厚労省の1つの事業だったのです。国の財政が悪化
すればいつなくなるかわからなかったのです。皆さんはこのことを
ご存知だったでしょうか。

　振り返れば昭和47年、厚労省は「診断基準が一応確立し、かつ難
治度、重症度が高く、患者数が比較的少ないため、公費負担の方法
をとらないと原因の究明、治療法の開発などに困難をきたすおそれ
のある疾患」として当初、調査対象疾患としてスモン、ベーチェッ
ト病など8疾患が選定され、うち4つの疾患を医療費助成の対象と
されました。これがのちにどんどん拡大し、平成21年度には56疾患
が特定疾患治療研究事業（医療費助成事業）の対象になっていまし
た。この中に潰瘍性大腸炎もクローン病も入っていたのです。時は
移り対象疾患の数も対象患者数も増加の一途をたどり、どんどん予
算が膨らんでいったのです。この事業は都道府県が実施主体であっ
たため国の財政悪化に伴い都道府県の超過負債が発生するという事
態も起き、予算事業として限界を迎えてしまうかもしれない差し迫っ
たところまでいっていたのです。また対象にならない難病の患者さ
んや家族の不公平感と、対象疾患のさらなる拡大と見直しを要求す

る声が強く上がっていました。

　このような事態を打開するために、平成26年5月23日持続可能な社会保障制度の確立を図るための改革の推進に関する法律に基づく措置として、「難病の患者に対する医療等に関する法律」、いわゆる難病法が成立し、平成27年1月1日に施行されました。このように難病患者さんに対する医療費助成に関して法制化することによって、その費用に消費税の収入を充てることができるようにするなど、公平で安定的な制度を確立するほか、言葉は難しいのですが、基本方針の策定、調査及び研究の推進、療養生活環境整備事業の実施等の措置を講ずるといいます。具体的には医療費の公費負担分に関しては、国と都道府県が半分ずつ負担することになりました。

　ここまでのことを聞くといいことだらけのように思えるかもしれませんが、平成27年1月に110疾病でスタートした指定難病は、その後追加が繰り返され令和元年7月1日時点で333疾病にもふくれ上がっています。追加されるということは、今後削除されることもあるかもしれないということです。患者数などによる限定は行わないとしながらも皆さんご存知のように月ごとの医療費総額が33,330円を超える月が年間3ヵ月以上ある軽症者（軽症高額）以外の軽症者は、すでに医療費助成の対象からは外されていますし、旧制度である特定疾患治療研究事業の時に比べて自己負担が増加したはずです。軽症高額の基準や自己負担額の上限というのも、予算が取れなくなればまた変更せざるを得なくなるかもしれません。

　日本の国家予算はついに100兆円を超えましたが、国民医療費は

その半分に迫ろうとしています。そこで私は当院に通院中の患者さんに、特に医療費を押し上げているといわれる抗体製剤では先発品ではなく後発医薬品（バイオシミラー）を可能な限り使用してはどうか、と呼び掛けています。何とかして今の難病医療費助成制度を自分たちの力で守っていきましょうということです。でも不安があるけれど仕方なく使うというようなことを避けるために、私たちのクリニックでは患者さんとよく話し合い、疑問にはできるだけ答えて、ご自身の判断でオリジナル医薬品とバイオシミラーのどちらでも選べるようにしています。いわゆるShared Decision Making（シェアード・ディシジョン・メイキング、共有意思決定）ですね。当院では、レミケード治療を受けている患者さんのうち、半分以上の方がインフリキシマブ・バイオシミラーを選択されています。

第1章

クローン病と潰瘍性大腸炎の現在

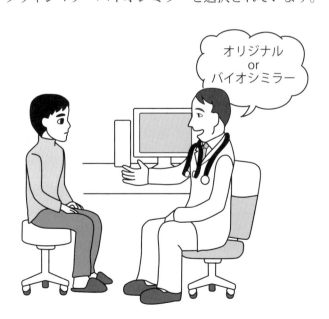

オリジナル
or
バイオシミラー

9.IBDのがん化

　皆さんはあまり聞きたくない話かもしれませんが、実は慢性的に炎症が続くことは、「がん」ができやすくなる原因の１つだといわれています。潰瘍性大腸炎に大腸がんが合併する頻度は、そうでない人に発生する一般的な（つまり慢性炎症を背景に発生するのではないもの）大腸がんより高いとされています。特に大腸がんのハイリスクである、経過の長い、全大腸炎型と左側大腸炎型の患者さんでは、大腸内視鏡検査を定期的に行って早期発見に務めることが重要です。これを「サーベイランス」（監視）と呼びます。日本の診療ガイドラインでは、発症から８年目以降、１～２年ごとの内視鏡によるサーベイランスを推奨しています。

　クローン病は消化管のさまざまな場所に炎症を起こしますが、長年にわたって炎症を起こしている部位に「がん」ができやすくなる場合があることが知られています。クローン病の患者さんはそうでない人と比べると大腸がんになる確率が2.5倍高くなるといわれていますが、これをもし大腸型のクローン病患者さんに限定すると4.5倍になるといわれています。さらに発症から長く経過するにつれて増加傾向が見られます。ですから大腸型のクローン病患者さんには、潰瘍性大腸炎と同様の内視鏡によるサーベイランスが推奨されています。でもクローン病患者さんの場合腸が狭くなったりして検査が難しい場合もあり、潰瘍性大腸炎のサーベイランスほど一般的には

普及していません。クローン病患者さんの小腸がんになる確率はどうでしょうか？　実はクローン病でない人の33倍にもなる、って聞くと真っ青になるかもしれませんが、小腸は「がん」がもともと非常にできにくい場所なので、実際にはまれといっていいでしょう。一方、日本では欧米とは異なり、直腸肛門管がんの合併が多く、現在厚労省研究班では、直腸肛門部に病変（潰瘍、狭窄、痔ろう）があり、発症から10年以上経過した患者さんを対象にしたサーベイランス法の確立に向けての研究が積み重ねられています。

　炎症性腸疾患の治療には免疫を抑える薬をよく使います。特に抗TNFα抗体製剤や免疫調節薬のアザチオプリンは悪性リンパ腫（血液がんのひとつ）のリスクが高まる可能性があるといわれますが、逆に差がないという意見もあります。でも治療には必要な薬ですので、副作用を恐れるばかりではなく、リスクとベネフィット（危険と利益、功罪）をよく考える必要があるでしょうね。

P14の特定疾患事業については
「今後の難病対策への提言」
https://www.niph.go.jp/journal/data/60-2/201160020002.pdf
難病情報センターの「2015年から始まった新たな難病対策」
http://www.nanbyou.or.jp/entry/4141
を参照した。

第 2 章

クローン病・潰瘍性大腸炎の最新治療

1. これまでのクローン病治療

クローン病の基礎知識と既存の治療

　前著「クローン病・潰瘍性大腸炎と診断されたらまっ先に読む本」では、2012年当時のクローン病・潰瘍性大腸炎治療について詳しく説明しました。ここでは、おさらいとしてごく簡単に、クローン病とその治療について解説し、そのあと2012年以降に登場した最新治療について詳しくお話しします。

　ところでクローン病ってどんな病気なのでしょうか。大腸及び小腸の粘膜に慢性の炎症、または潰瘍をひきおこす原因不明の病気を総称して炎症性腸疾患（Inflammatory Bowel Disease：IBD）といいます。クローン病も、このIBDのひとつで、1932年に米国ニューヨークにあるマウントサイナイ病院の内科医クローン先生たちが限局性回腸炎（主として若年者にみられ、小腸の終わりの部分に限局して起こる炎症）として最初に論文発表した病気です。たしかに小腸の終わりの部分（回腸末端とか終末回腸などと呼ばれます）によく起こるのですが、のちに口から肛門にいたるまで消化管のどの部位にも炎症や潰瘍（粘膜が欠損すること）が起こりえることがわかりました。非連続性の病変（病変と病変の間に正常な部分が存在すること）を特徴とし、それらの病変によって腹痛や下痢、血便、体重減少などの症状をきたします。残念ですが現在のところ原因はわかってい

ません。

　口から肛門とは言いましたが、小腸と大腸が中心で、小腸型、小腸大腸型、大腸型のようにタイプ分けされます。また腸閉塞（腸が狭くなって通過障害を起こすこと）や膿瘍（腸に穴が開いてお腹の中に膿がたまること）などの合併症の有無、CRP増加の度合い、治療に対する反応性から軽症、中等症、重症に分けられます（これを重症度分類といいます）。さらにこの病気は良くなったり（寛解）悪くなったり（増悪）を繰り返す傾向があります。また消化管以外に症状を起こすことがあり、それを「腸管外合併症」と呼んでいます。関節が痛んだり、膝から下の皮膚に押すと痛く、赤くなって硬いしこりを触れるような発疹（結節性紅斑）がでたり、眼の充血、痛み、視力低下を起こすぶどう膜炎などがあります。関節痛はリウマチとは違って、通常関節が壊れることはないといわれています。

　クローン病の治療で一番気を付けるべきことは、しっかり治療をしなければ寛解と増悪を繰り返してしまい、やがて狭窄やろう孔といった元には戻らない形状の変化（これを不可逆な変化、あるいは器質性変化と呼びます）が起こり、外科手術が必要になってしまうおそれがあるということです。しかも一度手術をすればそれで終わりというわけではなく、手術をしても再発する可能性があり、結局また手術が必要となってしまいます。そして手術のたびに腸が短くなり、食べても腸から十分な栄養を吸収できなくなって、点滴による栄養補給（中心静脈栄養法：TPN）が必要となってしまう「短腸症候群」という状態になってしまったり、肛門病変が治らないため

に人工肛門（ストーマ）を造らなくてはいけなくなってしまうような消化管の機能不全状態に陥る危険性があるのです。念のために言っておきますが、あくまで「危険性がある」ということであって、適切な治療を正しく継続すれば、そうなることを防げるようになってきました。新しい治療薬にはそういうパワーがあるのです。

　ところで新しい治療薬が使われるようになる前はどのように治療していたのでしょう。クローン病に限らずさまざまな病気の治療には「治療のピラミッド」という考え方があって、その麓から上に登っていくにしたがって、より強力な治療を選択していきます。クローン病も従来はこの「治療のピラミッド」を登っていく「ステップアップ治療」が主流でした。ピラミッドの一番下には栄養療法や、ペンタサといった治療法が入り、効き目がないわけではありませんが、どちらかというと効き目より安全性に配慮した治療です。でも大抵それでは不十分なので、ひとつ上のステロイド剤や免疫調節薬に進むことになります。そしてこれらの治療でもなお十分な効果が得られない場合に、やっとレミケードやヒュミラといった抗体製剤を使うことになるわけですが、そんな悠長な治療をしていると、もうすぐ上に手術が待っているかもしれないのです。

　そんな危ないことをしないで、もっとよく効くというエビデンス（科学的な証拠）のある治療、すなわち抗体製剤から治療を始めると、ステロイド剤や免疫調節薬の必要がなくなるかもしれないし、手術を回避することが出来るかもしれないのです。このような考え方を「トップダウン治療」と呼んでいます。完璧なトップダウンでなくて

も、多くの医療機関で早めにピラミッドを登る、あるいは間を飛ばして登りつめる治療が行われるようになってきました。ここではまず従来の治療法についておさらいすることにしましょう。

栄養療法

クローン病がなかなかコントロールできない時、とりあえず絶食にすると、腹痛や下痢、発熱といった症状が消えるだけでなく、CRPのような炎症のマーカーも正常化することがあります。しかしずっと絶食を続けるわけにはいきません。生きていくためには栄養が必要です。そこで行われるのが栄養療法です。ですから栄養療法は絶食（あるいは強い食事制限）を前提としているのです。

栄養療法にはその補給経路の違いによって経腸栄養法と中心静脈栄養の2つがあります。前者は液体の栄養剤を口から飲むか、味に馴染めなくて飲めない場合は鼻から胃の中までチューブを入れて、そのチューブを通して栄養剤を流すのです。日本ではもともとこれがクローン病治療の主流でした。一番の理由は多分安全性が高いということでしょう。でもこれは薬局で買って飲む栄養ドリンクではなく処方箋の必要な「医薬品」です。医薬品である限り副作用もあります。多いのは下痢です。

一方後者の中心静脈栄養は、非常に炎症が強く栄養状態も悪い時に入院で行われたり、短腸、すなわち手術で腸が短くなって、もはや腸からだけでは十分な栄養を吸収できなくなってしまった状態に

対して、在宅でおこなうHPN（Home Parenteral Nutrition：在宅中心静脈栄養）があります。

後者は別として前者はバイオ医薬品が使われるようになってファーストチョイスとして使われることは少なくなりましたが、今でも治療に行き詰った時など、とても有用な治療法です。

メサラジン（5-アミノサリチル酸、5-ASA）製剤

メサラジンは腸の粘膜に直接効く薬で、「腸の塗り薬」といってもいいものです。メサラジンはそのままのかたちで口から飲むと、ほとんどが胃と十二指腸で吸収されてしまい、小腸・大腸には届きません。それどころかむしろ血液の中に入ったメサラジンは副作用のもとになります。そのため効いてほしいところ（小腸や大腸）へメサラジンを届けるための工夫が必要です。クローン病で用いられるのはペンタサという薬ですが、これは特殊な膜の中にメサラジンを閉じ込めて、薬の外側に水があると内部のメサラジンが徐々に溶け出していくように作られていて、小腸・大腸の全体に行きわたらせます。なかなかよく出来た薬なのですが、残念なことに効果はあまり強くありません。でも安全性は高いという、治療ピラミッドの下部に位置する薬の典型です。ただ、まったく意味がないのかというとそうではなく、このあとで述べる免疫調節薬と併用するとその効果を高める作用があります。効き目がマイルドな薬なので、悪化した時には中途半端な量ではなく、承認されている最大量の1日3000mgを使います。

ステロイド（副腎皮質ステロイド）

　一般に「ステロイド」と呼んでいるものは副腎皮質が作るホルモンのひとつ、グルココルチコイドの作用を持つ薬を指します。アドレナリンとともに、身体がストレスを受けた時に放出されるホルモン（いわゆるストレスホルモン）の代表です。実際には科学的に合成したステロイドを使います。内服薬でよく用いられるのはプレドニンです。

　ステロイドの炎症を抑える作用は強力ですが、だらだら使っていると副作用が心配です。とくに長い間使っていると、顔が丸くなる（ムーンフェイス）、ニキビが増える、太る、といった外観上の変化だけではなく、感染症にかかりやすくなる、血圧が高くなる、血糖が高くなる、骨粗しょう症のリスクが増えるなどの副作用が起こってきます。また、長く使っているうちに再燃を予防し寛解状態を維持する効果もなくなることがわかっています。一方、活動性クローン病患者さんにステロイドを投与すると、1ヵ月後に80%の患者さんで効果が見られましたが、1年後には半数の患者さんで減量すると悪化しステロイドを離脱できなかった（ステロイド依存性）という論文もあります。たしかに効き目はすごい。でも使い続けていると効果がなくなるし、やめようとしてもやめられない。ステロイドというのは使い方が実に難しい薬です。でも本当に必要な時に正しい使い方をすれば、ステロイドはとても良い薬なのは確かです。では正しい使い方というのはどういうものかというと、最初に思い切っ

てしっかりとした量（プレドニンなら1日40〜60mg）を使い、効果が得られたら段階的に、かつ速やかに減量・中止するのです。

　ステロイドを使用する場合、特に毎日内服する時に、注意しなくてはいけないことがあります。それは「ステロイド離脱症状」と「リバウンド」です。人の身体には、ホルモンが増えすぎたり減りすぎたりしないように、分泌量を厳密にコントロールする機構が備わっています。ステロイドを内服すると、この機構は生理的な分泌量より多いと認識して自分自身の副腎皮質がステロイドを作らないように指令を出します。これをネガティブ・フィードバックといいます。長く続くと副腎皮質が萎縮してしまってすぐには元の状態に戻れなくなってしまいます。そのような状態で急にステロイドの内服を減量したり中止したりすると副腎不全症状が起こります。軽い場合は全身倦怠感や食欲不振、やる気のなさ、うつ状態といった症状ですが、重いと意識障害、けいれん、ショック症状といった大変な状態になることもあります。このような症状を「ステロイド離脱症状」と呼ぶのです。さらにこのような急速な減量・中止により、良くなりかけていた病気がもともとの状態より悪化してしまうことがあり、これを「リバウンド」と呼んでいます。ですからステロイドを使う時、特に減量していく時には注意が必要です。

免疫調節薬

　クローン病の原因はわかっていませんが、病態の解明は進んでいます。そしてどうやら免疫の働きが過剰になっているらしいことが明らかになってきました。そのため過剰な免疫反応を抑えることはこの病気の治療につながります。免疫調節薬にはイムラン（アザニンも同じ薬です）とロイケリンがあります。どちらも基本的に同じ薬と考えてよいのですが、日本でロイケリンは保険適用になっていません。

　効き目がゆっくりで、十分な効果があらわれるまでに3ヵ月くらいかかるため、主には寛解維持とステロイドの減量・離脱の目的で用います。免疫調節薬は感染症に対する抵抗力がなくなるほど強力に免疫を「抑制」するのではなく、あくまで過剰な免疫反応を「調節」するのですが、それでも多少は感染症に注意が必要です。また骨髄の働きが抑えられて血球が減少したり、肝障害、悪心・嘔吐、脱毛などの副作用がでたり、長期にわたって使用すると悪性腫瘍（とくに悪性リンパ腫）のリスクが増えるといわれています。膵炎を起こすこともあります。この中で重篤な脱毛や極端な白血球減少はNUDT-15という遺伝子検査（採血でできます）で予測できるようになりました。

　副作用で血球が減少することがあるといいましたが、白血球はある程度減らないと効果も期待できません。だいたいの目安ですが、3000〜4000/μL台になるように、血液検査をしながら投与量を調節して使います。後で述べる生物学的製剤に比べると弱いですが、手術後の再手術を減らしたり、ろう孔に対する有効性も示されています。

第2章 クローン病・潰瘍性大腸炎の最新治療

また生物学的製剤、とくにインフリキシマブ（レミケード）の効果を増強する作用もあると考えられています。逆にメサラジン製剤（ペンタサなど）はイムラン（アザニン）やロイケリンの効果を増強することが知られています。

アダカラム

活動性の病変が主に大腸にあって治療がうまくいかない時に、寛解導入を目的としてアダカラムによる顆粒球吸着療法を行うこともできます。これについてはあとで潰瘍性大腸炎のところで詳しくお話することにしますが、クローン病の場合レミケードなどの生物学的製剤の効き目がどうしても次の投与まで続かないという時に、つなぎの意味で使われることもあります。

生物学的製剤

前著「クローン病・潰瘍性大腸炎と診断されたらまっ先に読む本」を書いた頃はまだクローン病の治療に承認された生物学的製剤はレミケードとヒュミラの２つだけでした。どちらもTNFαという炎症を起こす物質の働きを抑える抗体製剤です。でもこの２つの薬の使い方も進化しましたし、新しい薬も増えました。そのことについて、これから詳しくお話しすることにしましょう。

2. クローン病の最新治療

a. レミケードの進化

　第1章でお話ししましたように、レミケードは2002年に日本で発売された当初は、寛解導入のための単回投与（ろう孔に対しては3回投与）しか承認されていませんでした。つまり1回（ないし3回）だけ投与したら、効き目がなくなるまで次の投与を行わないで経過を見なさい、というものでした。でもその時すでに海外では、そういうエピソディック投与（悪くなった時にだけ単発的に投与するやり方）はレミケードに対する抗体ができることにつながるので良くないという調査結果が出ていたのです。

　2003年日本消化器病学会週間に招かれた、シカゴ大学（当時）のハナウワ（Stephen B Hanauer）教授はその講演の中で、「レミケードの効果は今までの常識を覆すほどすごいが、正しい使い方がわからないまま使い始めてしまったことが大きな間違いだった。アメリカでも日本と同じ、最初はエピソディック治療しか許可されなかった。アメリカでは2002年になってようやく8週ごとの維持療法が承認されたが、それまでにたくさんの患者さんにレミケードに対する抗体ができて効き目が無くなってしまった。私たちは大きな間違いを犯したのだ。日本の皆さんは維持療法ができるようになるまでレミケードを使うのは待った方が賢明だ」と述べました。

　私はこの講演を聴いた時の衝撃を未だに忘れられません。だって、あのプライドの高いアメリカ人が、日本人の前で「自分たちのやり方は間違いだった」と言うなんて有り得ないと思ったからです。彼にとってはよほど心が痛んだのか、あるいはなかなか維持療法を承認しなかったアメリカ食品医薬品局（FDA）に対する怒りだったのかはわかりませんが（多分後者だったのでしょう）、私はその時に思いました。いくらなんでもせっかく発売されたレミケードを今すぐ使わないなんてことはできない。一体どれだけの患者さんがこの薬の登場を待っていたというのか。よし！　それならハナウワ教授が言う正しい治療をやろうじゃないか。日本の保険適用を無視することはできないけれど、明らかなろう孔がなくても、多くの患者さんは潜在的に、1個くらいは痔ろうがあるだろうと考えて、すべての患者さんに最初から0、2、6週の合計3回の導入治療を行う。そして8週経ったらレミケードの効果が切れてしまったとして次の投与をしよう。当時私は決して計画的に維持投与をするのではないという建前から、「維持的」投与、すなわち結果的に維持投与のようなスケジュールになってしまったと考えることにしました（ここは保険の審査委員の方は読まないように祈ります）。

　実際に8週ごとの維持療法が承認されたのは2007年になってからでした。しかし維持治療をしている患者さんの中には8週前に何となく投与直後ほどの調子の良さが感じられなくなったり、実際に腹痛や下痢が増えたり、検査で炎症マーカーのCRPが高くなってきたりするといったことが出てきました。患者さんたちは「レミケード

が切れてきた」、あるいは「レミ切れ」などと表現されます。「レミケードは長く使っているとだんだん効果がなくなってくる」といわれることもあります。確かにその傾向はありますが、私の患者さんの中には、発売直後からずっと増量もせず投与間隔も詰めずに寛解を維持されている方もおられます。しかも免疫調節薬（イムラン、アザニン）などを併用せずに。

　確かにこの「レミ切れ」という現象は抗TNFα抗体製剤の特徴なのかもしれません。活動期のクローン病患者さんの体の中では、単球・マクロファージといった免疫細胞からたくさんのTNFαという悪玉分子が放出され、体中を巡っていると考えられています。これをトラップ（捕捉）して無効化するのが抗TNFα抗体であるレミケードです。点滴投与した直後は血液中のレミケードの量は最大です。おそらくこの時点ではほとんどすべてのTNFα分子をトラップしていることでしょう。でも時間とともに血液中のレミケードの量は減っていきます。そして８週後にはもうギリギリあるかないかの量になってしまいます。この間レミケードはTNFαを作っている細胞も壊すことができますが、でも全部壊しきることはできず、TNFαは次から次に作られ、放出されてきます。このトラップされなかったTNFαがいわゆる「レミ切れ」の症状を起こしてくると考えられるのです。では逆に８週間ずっとレミケードが十分な効果を発揮している患者さんはどうなっているのでしょう。これは想像でしかありませんが、８週間経ってもまだ十分な量のレミケードが体内に残っている場合、あるいはTNFαを作る細胞をかなりの数壊すことに成功して、TNF αの産生そのものが減った場合などが考えられるでしょう。

「レミ切れ」には大きく分けて２種類あると思います。１つはただ単に投与直後の元気が何となく弱ってきた、何となくだるい、元気はつらつとはいえない、といった感覚のみで、血液検査など客観的に見ても把握しづらいもの。もう１つは、症状だけではなく実際にCRPが増加していたり、貧血があったり、アルブミンが下がっていたりと、客観的に見ても良い状態が保てているとは考えにくいというものです。この時の症状は単に何となく元気じゃないというだけでなく腹痛や下痢など、もっと具体的な症状を伴う場合もあります。そして後の方は何らかのアクションを起こす必要があります。

さて「何らかのアクション」って具体的にはどういうことでしょうか。１つはレミケードの投与量を増やすこと、もう１つは投与間隔を短くするということ、さらに考えられるのは免疫調節薬（イムラン、アザニン）がもしまだ処方されていなければ追加すること、そして治療薬を変更することでしょう。

レミケードの倍量投与は2011年に、４週までの投与間隔短縮は2017年に承認されました。どうして倍量投与の承認から投与間隔短縮まで６年もかかったのでしょう。これは本当に余談ですが、「私たちも頑張った」というところを是非知ってもらいたいので、良かったら聞いて下さい。実は日本でレミケード維持療法の治験を行った時（2005〜6年頃）、脱落した（つまり寛解の維持ができなくなった）被験者は４週間隔の投与に移行することになっていて、このデータを元に、もし効果が減弱したら４週まで投与間隔を縮められるよう

承認を得ようと考えていました。当局もこれで良い結果が出たら承認するといっていたのです。もちろん結果も予想したとおり4週間隔に縮めることで多くの患者さんが寛解を取り戻すことに成功しました。ところがこれで承認かと喜んでいたら、突然手のひらを返したように認められないといい出したのです。理由は、海外では効果減弱したら倍量に増量することが主流だからというのです。

　データ的には投与間隔短縮も増量も効果は変わらないとされているのですが、日本と違い海外では医療機関に受診することが金銭的にとても高くつくため、なるべく受診頻度を少なくするやり方が好まれるのです。それで仕方なく倍量で治験をやり直し、ようやく認められたというわけです。でも投与間隔短縮も捨てがたい。実際倍量にしても8週もたない患者さんが結構おられることもわかってきました。そこでリベンジするには地道なやり方しか無いと考え、当時慶應義塾大学の日比紀文教授（現、北里大学北里研究所病院）が中心になって治験の結果をいくつかの論文にして発表し、これをもとに再度承認を求め、倍量投与の承認から6年遅れでようやく4週までの投与間隔短縮が認められたのです。でも最近になって海外でも短縮投与の方が評価されるようになっているのです。

　一方で患者さんの中には、自覚症状が全くないのにレミケード投与から8週目の検査データが良くないという方もおられます。そういう場合には、アクションを起こす前にまず内視鏡などの画像診断を行ったほうがいいでしょう。なぜ内視鏡検査が必要かというと、そういう患者さんの中には大して悪くないという人も、逆に治療の

強化が必要な病変が潜んでいる人もいるからです。検査でよく使われるCRPは確かに炎症の良い指標ではあるのですが、動きが早すぎて、例えば検査の2日前から炎症が活動し始めても基準値を超えることがあるのです。そういう場合、実は内視鏡で見てもあまり悪くない、だから今の治療を継続すればいいと判断できる場合もあるのです。もし内視鏡でやっぱり病変がしっかり残っているという場合は治療の強化や変更が必要だと思われます。自覚症状だけではわからないことがあり、内視鏡をはじめとする画像診断は治療方針の決定に必要な検査なのです。

b. ヒュミラの進化

レミケードと同様に、2010年にクローン病が適応追加となったヒュミラも、その後大きな進化を遂げました。2016年、クローン病に対して効果が減弱した時に、2週間隔は保ったまま通常の維持量である1回40mgから80mgに増量できるようになりました。皮下注射するヒュミラの欠点は「痛い」ことでしたが、同じ年にその痛みの原因となっていたクエン酸など一部の添加物を除去し、液量を半量とした新製剤に生まれ変わりました。そのおかげで注射時の痛みが軽減されたのです。

さらに2018年にはヒュミラ皮下注ペンというオート・インジェクター製剤も発売されました。ペンの形をした注射器というより、ボタン1つでオートマチック投与ができる装置といったほうが合っている

でしょう。投与前に針は出ておらず、皮膚に押し当てて作動ボタンを押すと、押し当てた先から針が少しだけ出てきて、患者さんは一切針を見ることなく、約10秒で薬液が注入されます。注入が終わると針はまた自動的に引っ込みます。針が見えないということは、針刺しなどの事故防止、すなわち使う人のまわりにいる人に対して安全であるというだけでなく、使う患者さんにも恐怖心を与えにくいというメリットがあります。私の患者さんで先端恐怖症の方がいて「自己注射なんて絶対無理」と拒否されていましたが、オート・インジェクターが発売されて初めて自己注射ができるようになったという方もおられます。進化ってうれしいことですよね。

c. ゼンタコート

2016年、全く新しいステロイド製剤が発売されました。実は全世界40ヵ国以上ですでに販売されていて、欧米のガイドラインではクローン病治療の第一選択薬と位置づけられている薬ですが、ようやく日本でも使えるようになったのです。このステロイド製剤はブデソニドというのですが、何が新しいのかというと、腸管の局所ではステロイドとして効くのですが、吸収されて肝臓を通過するとほとんどがステロイドとしての作用がないものに変わってしまうのです。ですから全身に対しての副作用が非常に少ないというのが特徴です。このブデソニドを小腸の終わりから結腸のはじまりで放出するように作られたカプセルに封じ込めたのがゼンタコート（海外ではエントコートと呼

ばれています）です。

　全身に対する副作用が極めて少ないとはいえ腸管局所にはステロイドとして作用するので、従来のステロイド製剤同様、寛解導入効果はあっても維持効果はないと考えられています。通常８週間の治療で一旦、終了することになっています。

d. ステラーラ

　さて、クローン病に対して抗TNFα抗体が効くのはわかったのですが、それでも十分な効果が得られなかった患者さんや、副作用で使えなくなった患者さんに、ポスト・レミケード、あるいはポスト・ヒュミラの登場が待ち望まれていました。そんな中2017年に承認されたのが抗IL（インターロイキン）-12・23p40抗体のステラーラ（ウステキヌマブ）です。「抗IL-12・23p40抗体」って何のこっちゃ、と思われるでしょう。ここはゆっくり説明しましょうね。

　インターロイキンは、ごく微量で強い生理活性を発揮する物質（サイトカイン）で、発見された順に番号が付けられます。さてIL-12はマクロファージや樹状細胞と呼ばれる免疫細胞が作り、未分化な（まだ何色にも染まっていない生まれたての未熟な）リンパ球に作用して、これを悪玉の１つ、Th1（ティー・エイチ・ワン）細胞に分化誘導します。IL-12はp35（分子量35キロダルトンのタンパクという意味、ダルトンは分子の大きさを示す単位）とp40（同じく分子量が40キロダルトンのタンパク）という２つのタンパクが合体して１つになったサイト

カインです。

　一方IL-23もやはり樹状細胞などが作り、未分化なリンパ球をもう
ひとつの悪玉（最近はこちらの方が本命の悪玉と考えられています）
であるTh17（ティー・エイチ・セブンティーン）細胞に分化誘導し
ます。IL-23はp40とp19が合体して１つになったサイトカインです。

　IL-12も23も悪玉細胞の増加につながるのなら、いっそ両方ともブ
ロックしてしまったらどうだろう、と誰しもが考えるんじゃないで
しょうか。しかもIL-12と23はp40を共有している。こんな都合の良
い話はないでしょう。そこでこのp40タンパクに対する抗体が開発さ
れました。それがステラーラなのです。これに対し、IL-23だけを抑
えるスキリージという薬も承認されています。

　ステラーラの効き方はレミケードやヒュミラのような抗TNFα抗
体製剤のそれとはちょっと異なります。ステラーラは最初の１回だ
け点滴で投与します。投与量は体重によって決められ、55kg以下
なら260mg、55kgを超えて85kg以下なら390mg、85kgを超えると
520mgと決められています。２回目の投与は点滴から８週後に１回
90mgを皮下注射します。この量は体重によっては変わりません。そ
してそこからは12週間隔で90mgを皮下注射し、効果が減弱した時に
は投与間隔を８週まで縮めることができます。

　でもレミケードやヒュミラのように「打った途端に効いた」という
実感がありません。「ありません」といいきるのは適切ではないかも
しれませんね。病態は多様ですから「ないことが多い」というべきか
もしれません。抗TNFα抗体が今まさに現場で暴れ回っているTNFα

を片っ端から捕まえて無力化するのに対し、IL-12もIL-23もそれ自体が何か悪さをするわけではありません。じゃあ何をしているのかというと、悪玉細胞製造工場でせっせと悪玉細胞を作り、現場に供給しているのです。ですからステラーラを投与して工場の機能をストップしても、現場にいる悪玉がすぐになくなるわけではないので、寿命が来て消えていくまで時間がかかるのです。そのために効果の出方はゆっくりになり、ゆっくり効くとその薬のおかげですごく良くなったという感覚が起こらず、「そう言われれば確かに良くなってます」という感じになるのです。そもそもこれらの違いは作用の仕方によるもので、どちらが良い悪いというものではありません。

e. エンタイビオ

この薬については、次の潰瘍性大腸炎のところでお話しすることにします。なぜかというと、確かにクローン病にも適応がありますが、どちらかというと潰瘍性大腸炎によく効く治療薬と考えたほうがよいと思うからです。

f. レベスティブ

短腸症候群に対して小腸粘膜の細胞増殖を促すことで腸管粘膜の表面積を増やすなど、残っている小腸の栄養素や水分を吸収する能力を改善する画期的な新薬を紹介しましょう。それがレベスティブという薬で

左側余白: 第2章 クローン病・潰瘍性大腸炎の最新治療

す。この薬は消化管ホルモンのひとつであるグルカゴン様ペプチド-2（GLP-2）と同様の生理活性をもち、もともと体内にあるGLP-2より長く作用するよう人工的に作られた製剤です。小腸が大量に切除（１度にとは限りません。繰り返す手術によっても起こります）されると、水分や栄養素を十分に吸収することができなくなり、中心静脈カテーテルを用いて点滴で栄養素と水分を投与しなければならなくなります。治験では、その必要量を24週までに20%以上減らせた患者さんが63%、１週間に１日以上減少できた（点滴を休めた）患者さんが54%でした。レベスティブは毎日皮下注射（自己注射）します。この薬でアレルギー症状が出た人、現在または過去５年以内に胃腸、肝臓・胆道系、膵臓の悪性腫瘍にかかった人には使えません。大腸ポリープ、胃・小腸・肝胆道系・膵臓のポリープや増殖性変化、胆石症、胆嚢炎・胆管炎、膵炎、うっ血性心不全といった副作用も報告されているので、定期的な検査が必要です。でも、1週間に1日点滴を休めるということは、短腸症候群の患者さんにとってとても大きなことだと思います。

g．アロフィセル注

　クローン病の複雑痔ろうに対する再生医療として、2021年９月27日に製造販売承認が下りた画期的な製品です。「治療薬」ではなく「製品」とあえていうのは、これが細胞治療だからです。ヒトの脂肪組織からとった「間葉系幹細胞」をろう孔に注入して使うのです。幹細胞と聞くと一番に、京都大学の山中伸弥先生がノーベル賞を受賞した

「iPS細胞」を思い浮かべるのではないでしょうか。iPS細胞は体のいろいろな場所から得た細胞に遺伝子を導入することによって人工的に作製した幹細胞で、すごいところは体のあらゆる細胞に分化する能力を持っているということです。これに対し「間葉系幹細胞」というのは体のさまざまな場所にもともと存在していて、特に脂肪組織には非常に多く含まれています。iPS細胞と違って分化する能力は限定的ですが、間葉系幹細胞には免疫調節作用や抗炎症作用があり、組織修復に関係した因子も産生します。そういう点がクローン病の痔ろうに対する治療には適しているといえるでしょう。

3. これまでの潰瘍性大腸炎治療

潰瘍性大腸炎の基礎知識と既存治療

これまでの潰瘍性大腸炎治療

　まずはクローン病の項と同様に、前著のおさらいをしておきましょう。

　潰瘍性大腸炎ってどんな病気で、クローン病とはどこが違うのでしょうか。潰瘍性大腸炎で一番多く見られる症状は血便と下痢です。炎症が強いと腹痛もあり、重症化すると発熱したりもします。潰瘍性大腸炎はその名の通り大腸に炎症を起こす病気です。潰瘍性とはいっても粘膜がくずれて月の表面のように穴ぼこができるとは限らず、粘膜が赤く腫れて血がにじんだり、潰瘍よりもっと浅い「びらん」という粘膜の荒れた状態になることもあります。

　クローン病と同様にこの病気もやはり原因がわかっていません。寛解と増悪を繰り返す傾向があることも似ていますし、腸管外合併症を起こすのも同じです。でもクローン病のように病変と病変の間に正常な部分があることはなく、通常は大腸のどこかから肛門の出口まで連続して炎症を起こし、しかも内視鏡検査で見ると炎症部分と正常な部分が入り混じることなく、全体が炎症を起こしています（これを「びまん性炎症」と呼びます）。広範囲の炎症が長く続くと大腸がんのリスクが高くなります。すべての患者さんでリスクが高

くなるということではありません。たとえば直腸にしか炎症がない場合はこの病気によるがん化のリスクはないと考えていいでしょう。でも炎症の範囲が広い、病気になってから長い、だいたい常に炎症の症状（下痢・血便・腹痛）がある、過去に重症になったエピソードがある場合などは注意が必要といわれています。

潰瘍性大腸炎もアジアには少なく欧米に多い病気です。でも日本でも増加の一途をたどっていて、2015年の疫学調査ですでに22万人を超えています（その後の調査はまだ行われていません）。男女比は1：1で、発症のピークは20代ですが幅広い年齢層で発症しています。最近は50代から60代で発症するという患者さんも増えています。

潰瘍性大腸炎は炎症の範囲によって分類されます。炎症が直腸にだけある直腸炎型、Ｓ状結腸と直腸にある遠位大腸炎型、下行結腸から肛門側にだけある左側結腸型、そして少しでも横行結腸にまで炎症が及んでいると全結腸型と呼ばれます。横行結腸と下行結腸の境目は左わき腹の脾臓のある位置で大きくカーブしているので脾湾曲部（ひわんきょくぶ）と呼びます。ここより口側に炎症があるかどうかということをどうして区別する必要があるのでしょう。それはお尻から注入して炎症のある局所に直接薬を届ける注腸剤が、いくら頑張ってもここより奥（すなわち口側）へは行かないからです。ですから病変が脾湾曲部をまたいでいるかどうかは治療薬の選択に関わってくるわけです。

潰瘍性大腸炎はまたその重症度によっても分類されます。１日の排便回数が４回以下で、血便はあってもわずか、全身症状を伴わな

いものを「軽症」、１日の排便回数が６回以上で、著明な血便や発熱・頻脈・貧血といった全身症状を伴うものを「重症」、これらの中間を「中等症」、重症の中でも特に激しい症状を伴い重篤なものを「劇症」と呼びます。

　潰瘍性大腸炎の治療は重症度や病変の範囲によって方針が異なります。クローン病と同じく活動期には寛解導入のための治療を行い、寛解になっても寛解を維持するための治療は長期にわたって続けます。「長期にわたって」というのは、寛解維持に有効とされている薬を中断してしまうと、再燃する確率が高くなるからです。場合によっては中断してもすぐには悪化しないこともあります。でも治療を続けた患者さんの方が再燃しにくいというデータがあるのです。クローン病と異なるのは、潰瘍性大腸炎には今のところ「トップダウン治療」という考え方がないことでしょう。今後変わっていくかもしれませんが、まだエビデンスが十分ではありません。

　潰瘍性大腸炎では重症でないかぎり、まず安全なメサラジン製剤から治療を始めます。ペンタサには錠剤のほかに顆粒もあり、局所療法（お尻から挿入して使う）に用いる坐剤や注腸製剤もあり、ペンタサ以外にアサコールという薬もあります。クローン病と違って潰瘍性大腸炎では副作用が少ないのによく効く、とても重要な薬です。ですから、どちらかというと潰瘍性大腸炎の治療はピラミッドの下から上へあがっていく「ステップアップ治療」になるわけです。また潰瘍性大腸炎にはクローン病では用いられないタクロリムス（プログラフ）という経口薬やシクロスポリン（サンディミュン、保険

適応外）という持続静注（ポンプを使って一日中ゆっくりと静脈注射すること）で使う注射薬もあり、血球成分除去療法（アダカラム）も2000年4月から使われています。

直腸炎型・遠位結腸型で活動期の患者さんを寛解に導く治療

　第一選択はメサラジンで、ペンタサとアサコール、そして新たにラインナップに加わったリアルダ（このあと解説します）があります。なにが違うかというと、口から飲んでいかに大腸まで届けるかという工夫の違いです。ペンタサは胃を過ぎたあたりからメサラジンを徐々に放出して、小腸から吸収はされますが大腸にも十分に届きます。アサコールはpH（ペーハー）が7以上になると壊れるカプセルの中にメサラジンが入っています。胃には胃酸があって強い酸性（pHが7より小さい）の胃液がたまっています。腸液はアルカリ性（pHが7より大きい）なので胃酸は徐々に中和されていきます。つまり消化管の中を口から肛門に向かって進むにつれてだんだん酸性が弱くなり、小腸の終わりの部分で中性（pHがちょうど7）あるいは少しアルカリ性に傾く（pHが7を超える）ので、ここでカプセルが壊れてメサラジンのほとんどが大腸に届けられます。

　メサラジンと同じような薬にサラゾピリンがあります。これはペンタサやアサコールよりずっと前から使われています。もともとはリウマチの治療薬として開発され、抗炎症作用のあるメサラジンと抗菌作用のあるサルファ剤のスルファピリジンを結合させて1つにしたものです。サ

ラゾピリンはほとんどが吸収されずに大腸まで到達し、腸内細菌がこの２つの結合を切る酵素を持っているのでメサラジンが潰瘍性大腸炎に効果を発揮するわけです。古いわりに実によくできたドラッグデリバリー（有効成分を目的の場所に効率よく届ける技術）ですがそれは後になってわかったことで、当時リウマチは細菌感染によって起こると考えられていたので抗菌と抗炎症作用の一石二鳥をねらったわけです。しかしスルファピリジンが副作用を起こすことがあり、サラゾピリンの量を増やすとスルファピリジンも増えるので、副作用も増えてしまうのです。でもよく効くので、今でも使われている薬です。

　さて、活動期の治療はまずこのようなメサラジンを内服することから始めます。最初は承認されている最大量（ペンタサは１日４ g、アサコールは3.6g）から始めます。また、病変の場所によってお尻から薬を届けたほうが効率が良い場合は、坐薬や注腸剤といった局所製剤を用いるという選択肢もあります。実際欧米では局所製剤が第一選択とされています。しかし日本では注腸剤の場合20〜30%の患者さんが「どうしても使えない」「すぐにトイレに行きたくなって我慢ができない」と使いにくさを感じています。ですから日本の治療指針では、まず経口薬から始めて改善がなければ局所製剤を追加するという順序になっています。

　局所製剤にはサラゾピリン坐剤やペンタサ注腸があります。ステロイドを含む製剤にはリンデロン坐剤、プレドネマ注腸、ステロネマ注腸がありますが、長期に使用すると副作用の可能性があるので、症状が改善すれば減量・中止しなくてはいけません。

第2章

クローン病・潰瘍性大腸炎の最新治療

左側大腸炎型あるいは全大腸炎型で活動期の患者さんを寛解に導く治療

　これらの患者さんにも基本的にメサラジン製剤から治療を始めます。左側大腸炎型の場合は注腸剤が届くので、ペンタサ注腸やステロイド注腸を併用することがあります。それでも良くならない場合や症状の強い時にはステロイドを内服します。通常プレドニンを30〜40mgから使い始め、効果が得られたら減量・中止します。それでも良くならない時や重症の場合には入院が必要になることがあります。なぜかというと、場合によっては手術の可能性があるからです。さらに多い量のステロイド薬を内服あるいは点滴で投与します。サイトメガロウイルスやクロストリジウム・ディフィシルという細菌の感染が悪化の原因になっていることもあるので、これらの検査も行います。ステロイド薬の大量投与や感染症に対する治療を行っても改善が得られない時には、シクロスポリン持続静注、タクロリムス経口投与、インフリキシマブ点滴投与などの治療を行います。重症の場合には、これらの治療を行いながらも常に手術の必要性を念頭に置き、外科医との連絡を密にとる必要があります。通常すべての治療を順番に行う時間的な余裕はありませんから、どれかを選択する必要があります。どの施設でもすべての治療が行えるとは限りませんが、最近では副作用の点からシクロスポリンはあまり使われなくなっています。劇症型の場合は、ステロイド薬を大量に点滴しても効果がない時は、手術を躊躇しないほうがいいでしょう。

寛解を維持する治療

　メサラジンで寛解導入できた場合には基本的にメサラジンで寛解を維持します。内服薬や局所療法、あるいはこれらの併用で治療します。このような患者さんは比較的軽症か、重くても中等症までのことがほとんどなので、維持療法に入るとこの薬をいつまで続けないといけないのか、本当に続ける必要があるのか、と疑問に思われることがあるかも知れません。事実この段階でいつのまにか治療をやめてしまう患者さんがおられます。それでもすぐに再燃するとは限らないので、ますます本当に必要な治療なのかわからなくなってしまいます。潰瘍性大腸炎の再燃というのは、寛解導入が終わってから次の半年や1年の間に60〜70%の患者さんが経験するというものです。運が良ければ1年間再燃知らずということもあるわけです。でもその次の年も、そのまた次の年もずっと再燃知らずでいられる確率はだんだん減ってきます。維持療法が必要な理由はここにあるのです。いつまで続けるのかというと、できるだけ長くということになります。なぜならメサラジンは大腸がんのリスクを減らす可能性もあるからです。これには否定的な意見もありますが、現時点では主治医とよく相談して納得したうえで、可能な限り寛解維持療法を続けることが望ましいと思います。

　寛解導入にステロイドが必要だった患者さんは、メサラジンだけでは寛解が維持できないことがあります。とくにステロイド抵抗性・依存性の場合はなおさらです。ステロイド抵抗性とはステロイドの効果が現れない、現れにくいという意味であり、依存性とは効果はあるの

ですが、ステロイドを減量・中止するとすぐに再燃してしまうことを
いいます。そんな時はイムラン（アザニン）やロイケリンといった免
疫調節薬で維持療法を行います。レミケードで寛解導入した時はレミ
ケードの8週間ごとの投与で寛解を維持するのが一般的ですが、もし
寛解導入の時点でまだイムラン（アザニン）やロイケリンを使ったこ
とがない患者さんには、これらが寛解維持に有効な場合もあります。

外科的治療について

　手術を必要とする患者さんは全体の約15〜20%といわれています。
手術の適応には絶対的手術適応と相対的手術適応があります。絶対的
手術適応というのは、手術をしないと命にかかわるような場合を指し、
中毒性巨大結腸症、腸穿孔（腸に穴があいた時）、大量の出血を起こ
し内科的治療ではコントロールできない時、重症型・劇症型で強力な
内科的治療が無効な場合などがこれに当たります。これらは通常緊急
手術になります。また大腸がんを合併した時やその強い疑いのある時
も絶対的手術適応になりますが、これは緊急手術ではなく待機的手術
になります。

　一方相対的手術適応は、患者さんのQOLを考えると手術したほうが
良いと判断される場合を指します。内科的治療で十分な効果が得られ
ず、日常生活に支障が出るほどQOLが低下した場合、ステロイドや免
疫調節薬で重い副作用が出たり、出る可能性があると考えられる場合、
内科的治療に抵抗性の腸管外合併症がある場合、小児で成長障害が起

こっている場合、狭窄やろう孔、がん合併の可能性が高いと考えられる粘膜変化がみられる場合などがこれに当たります。

　手術は病変の範囲に関係なく大腸を全部取る大腸全摘手術になります。潰瘍性大腸炎はその名の通り大腸の炎症ですから、大腸を全部取ってしまえば炎症はなくなるといえるかもしれませんが、実際にはそんなに単純ではありません。手術をしても下痢の回数が一向に減らない場合があり、手術時の年齢が高いほど術後10年経っても便失禁や夜間に便が漏れてしまう（夜間漏便）ということが多くなるというデータがあります。例えば65歳を超えると便失禁は67％、夜間漏便は60％に起こるという研究結果があります。また不妊、特に女性の不妊率が高くなることも知られています。大きな侵襲を伴う手術だからと考えられています。大腸全摘をした後は小腸の終わりの部分（回腸）を袋状に形成し、そこに便をためられるようにして肛門に縫い付けます。この回腸でつくった袋状の部分を「回腸嚢」と呼ぶのですが、実は大腸を取ってしまってもこの部分に炎症が起こることがあるのです。これを「回腸嚢炎」といいます。回腸嚢炎を起こすと、せっかく手術をしたのにまた薬を使って治療しなければならなくなります。そう考えると止むを得ない場合を除いて、できるだけ内科的に治療することが重要だといえるでしょうね。

4. 潰瘍性大腸炎の最新治療

さて、いよいよここからは、前著のあとに承認された新しい治療についてお話ししましょう。

a. レミケード

生物学的製剤を用いた新しい治療はクローン病が先行し、潰瘍性大腸炎は長い間置き去りにされていました。いえ、別に置き去りにしていたわけではなく、しっかりと研究が行われていたのです。2010年、クローン病に遅れること8年、レミケードは潰瘍性大腸炎の治療にも使えるようになりました。でも使われ始めるとあちこちから「クローン病みたいには効かない」という声があがってきました。一方で投与したその日のうちに効いたという声も聞きます。一体どちらが正しいのでしょうか。結論はどちらも正しいのだと思います。潰瘍性大腸炎の治療に対する反応はかなり個人差があります。ということは病態も多様だということです。ですからその患者さんの症状の原因の一番中心にいるのがTNFαなら抗TNFα抗体製剤が著効しますが、そうでない場合は効かないということです。そんなことってありえるのかと思われるかも知れませんが、逆にクローン病ほどTNFαというたったひとつの物質で多くの場合説明がつく病気も珍しいのです。じゃあ何から使ったら良いのかわからないじゃないか、

と思われるでしょう。次から次に新しい治療薬が出てくる中で、どれから始めると良いのか、それが効かなかったらその次はどれを選択すれば良いのか、という疑問は患者さんだけでなくIBDの専門医の間にもあって、実はなかなか難しい問題なのです。最近、ようやくこれに関する論文も出始めています。そう遠くないうちに何らかの基準が出るかもしれません。

　ある研究では、臨床的寛解にも内視鏡的改善にもレミケードが一番よく効いたといいます。もちろん直接比較ではなく、過去に行われたいろんな臨床試験の結果を比較して、そういう結論になったのです。最近ではある２つの抗体製剤を直接比較した（ヘッド・ツウ・ヘッド比較といいます）研究結果も発表されています。でも薬の効果を比較することに一体どれだけの意味があるのでしょうか。はじめにも言いましたように、潰瘍性大腸炎は本当に多様です。ある人に最もよく効く薬が他の人にも一番かどうかはわかりません。

　どの薬が最強か、というような研究に力を注ぐくらいなら、ある薬がどんな患者さんに効くのか、あるいは逆にその患者さんにもっとも合った薬はどれなのかを予測する方法を探したほうがいいのに、と個人的には思います。治験薬の中には、その薬の効果を予測できるだろうと思われる検査のテストと抱き合わせたものも出てきています。そういう検査を「コンパニオン診断」と呼びます。コンパニオン診断は効果予測だけでなく副作用の予測にも用いられます。すでに実用化されているものに、東北大学の角田洋一先生が開発されたNUDT15遺伝子多型検査というのがあります。この検査を行うと、

チオプリン製剤（イムラン、アザニン、ロイケリン）を飲む前に副作用を起こす可能性があるのかないのか予測できます。このような研究のほうがよほど建設的だと私は思います。

b. ヒュミラ

　レミケードが潰瘍性大腸炎にも効くのですから、当然同じ抗TNFα抗体製剤であるヒュミラも効くはずですよね。実際、潰瘍性大腸炎への適応が承認されています。さてどちらがより強力？ って、ついつい聞きたくなるんじゃないですか？ 直接比較ではありませんが、複数の臨床試験結果を解析した論文があります。それによると、TNFα抗体製剤を使ったことがない中等症から重症の潰瘍性大腸炎患者さんに対する治療効果は、開始から8週での寛解率、有効率、内視鏡的治癒率をみるとレミケードの方が高いという結果でしたが、52週での効果は同等でした。「ああ、レミケードの方が効き目が早いということか」と思われたんじゃないでしょうか。でもこれはあくまで集団での成績を比較したもので、個人個人をみると、レミケードが投与された患者さんの中にもヒュミラを選んでおけばもっと早く効いたのに、という場合があるということです。確かにデータや論文は治療薬を選択する時の参考にはなりますが、やってみないとわからないということですね。でもヒュミラのほうが上回っていることもあるんです。それは効き目が十分でなかった時に治療強化ができるようになったということです。具体的に説明しましょう。ヒュ

ミラは最初160mg、２週後80mg、そのあと２週ごとに40mg皮下注射します。しかし初めの２回で効果不十分だった場合、40mgを毎週注射する（期間短縮）、あるいは２週ごとに80mg注射する（倍量投与）ということが可能となったのです。これは大きなアドバンテージになるかもしれません。

c. シンポニー

レミケード、ヒュミラと来て、３つ目の抗TNFα抗体製剤であるシンポニーの登場です。最後に出てくるのですからそれなりの「売り」があるはずですよね。その答えは第１章の４でご紹介していますが覚えていらっしゃいますか？　そうです。トランスジェニック法という最新の技術で作られた抗体製剤だということです。マウスの遺伝子にヒトの免疫グロブリン（抗体）遺伝子を移入（トランスジーン）し、このマウスにヒトのTNFαを免疫すると、ヒトTNFαに対する完全なヒトの抗体ができるという仕組みです。完全にヒトが本来持っているタンパクと同じものなので、この抗体に対する、抗体の働きを邪魔するような抗体が極めてできにくいといえます。

シンポニーの製剤には50mgが充填されたシリンジ（注射器）とオート・インジェクター（自動注入器）があります。初回に200mg、その２週後に100mgを皮下注射し、初回から６週目以降は100mgを４週に１回、皮下注射します。自己注射をすることもできます。

クローン病の場合と同様、潰瘍性大腸炎でも病状が安定していた

第2章

クローン病・潰瘍性大腸炎の最新治療

ら一旦抗体治療を休薬するという考え方も出て来ています。そんな時、また悪化して治療が必要になったら同じ薬が使えるのか、２度目には生物学的製剤に対する抗体ができて効き目がなくなったり、アレルギー反応が現れたりするんじゃないか、という心配を減らしてくれるわけです。じゃあレミケードやヒュミラは止めたり再開したりすることは心配なのか、というと実際には多くの場合何事も起こらずに使えてはいるのですが、シンポニーは理論的には、より安心といえるのではないでしょうか。

　さて、この原稿を書いている間にも新しい治療薬や新しい適応の追加があります。シンポニーに関しては、潰瘍性大腸炎に対しても在宅自己注射が保険適用になりました（2020年４月）。関節リウマチには、この２年前に認められていました。４週に１回の皮下注射なので自己注射になってもあまりメリットがないのでは、と思われるかもしれませんね。実は私もそう思っていました。よほどたくさん持って帰れるのなら、医療機関の受診頻度を減らせるというメリットがあるかもしれませんが、逆に何ヵ月も診察も検査も受けずに注射だけ続けているのも不安でしょう。ですから常識的にも保険審査上も、せいぜい２回分の処方ということになるでしょう。だったら今まで通り毎月受診するでしょ、と思っていました。

　ところがある日、クリニックに通院されている関節リウマチの患者さんから、「シンポニーの自己注射ができるようになって、ホントに助かってます」という声を聞きました。不思議に思って「それはまたどうして？」と尋ねると、「今までは急に都合が悪くなって受診

できなかったり、次の予約が祝日になったりで、ついつい１週間とか遅くなってしまって、関節が痛くて何にもできなくなることがあったんです。でも自己注射ができるようになってからはきちんと４週ごとに打てるので、もう悪化の心配をしなくてよくなったんですよ」と、答えが返ってきました。「なるほど、そういうメリットがあったのか」と感心したものです。

シンポニーには普通の注射器の形をした「シリンジ」タイプに加えて、ヒュミラ・ペンのような「オート・インジェクター」が発売されています。でも、シリンジは医療機関で注射する時に使うのが普通で、自己注射にはオート・インジェクターが適していると思います。ただ潰瘍性大腸炎の場合、４週ごとに100mg注射するのですが、50mg製剤しか製造されていません。ですから毎回２本を２ヵ所に分けて注射しなければいけません。いろいろ事情があるのでしょうが、ちょっと残念ですね。

d. エンタイビオ

他の抗体製剤がサイトカインという、血液中に遊離した免疫タンパクを標的にしているのに対して、エンタイビオはインテグリンというリンパ球の表面にある細胞接着分子を標的にし、これをブロックします。細胞接着分子というからには何かに接着するんだろうと、もう気づいている方もおられることでしょう。インテグリンは血管に表出されているアドレシン（住所を表すアドレスから作られた名

前で、その名のごとく血管の住所を示す目印です）に接着します。腸のアドレシンはMAdCAM-1といいます。これが腸の住所です。インテグリンはα（アルファ）とβ（ベータ）の2つのタンパクの組み合わせでできています。そしてα、βともにいくつもの種類があり、ちょうど郵便番号の前3桁と後ろ4桁と考えるとわかりやすいかもしれませんね。まさにインテグリンはそのリンパ球の配達先を示すタンパクなのです。住所は家のあるところ、つまり帰る場所で、「ホーム」ですから、家に帰る一連の流れを「ホーミング」、インテグリンのことを「ホーミング・レセプター」とも呼びます。エンタイビオがブロックするのはα4β7という組み合わせのホーミング・レセプターです。この組み合わせを持つリンパ球はMAdCAM-1という住所（アドレス）を持つ腸へ配達されます（正しくは腸へホーミング、すなわち腸へ帰ります）。しかもこのMAdCAM-1は潰瘍性大腸炎やクローン病の活動性が高い時に発現（量）が多くなることがわかっています。つまり、より多くのα4β7インテグリンをもったリンパ球を引き寄せることになるのです。

　α4β7インテグリンをもつリンパ球が腸で炎症を起こしていると考えられるので、エンタイビオでα4β7をブロックすると、これを持つリンパ球は腸へはホーミングできなくなり、炎症が抑えられるというわけです。でもそんなことをしたら腸からリンパ球が全部いなくなって、病原体の侵入を受けても防御できなくなり、大変なことになるのでは、と心配される方もいるでしょう。そうそう、その前に、そもそもリンパ球って何をしているの？ってことから、お話

しするのを忘れてましたね。リンパ球は白血球の一部で、Bリンパ球、Tリンパ球、NK（ナチュラルキラー）細胞などが含まれます。NK細胞は生まれつき備わっている免疫細胞で、全身を巡回し細菌やウイルスなどの病原体に感染した細胞をみつけたら直ちに攻撃します。Bリンパ球は細菌やウィルスなどの病原体が侵入してくると抗体を作り、Tリンパ球は自らが働き、体を防御するとともに、一度侵入してきた病原体を記憶し、それに基づいてすばやく対応し、排除する働きをもっています。エンタイビオが作用するのはTリンパ球ということになります。でも安心して下さい。実際にはこれをブロックしても腸からリンパ球はいなくなりません。実はこのインテグリン（郵便番号）とアドレシン（住所）との組み合わせは「α4β7-MAdCAM-1」以外にも腸の中に複数存在するのです。実に複雑ですよね。例えばα4β1とVCAM-1の組み合わせです。VCAM-1は普段ほとんど発現されていませんが、TNFαやIL-1といったサイトカインが作用すると強く発現されます。MAdCAM-1とは異なり、全身のどの血管でもこのようなサイトカインの刺激を受けると発現します。つまり炎症が起こっている場所にα4β1を持つリンパ球を呼び寄せるのです。

　かつてα4に対する抗体（タイサブリ）のクローン病に対する治験が行われました。α4β7だけでなくα4β1もブロックします。確かによく効いて大きな期待が持たれたのですが、ウイルス性脳炎を起こして亡くなる患者さんが出て一旦開発が止まってしまいました。脳の守りまで抑えてしまった結果と考えられました。この薬は現在

米国でのみクローン病の治療薬として認められていて、日本では中枢神経系の炎症である多発性硬化症という病気の治療にだけ用いられています。α4をもつリンパ球をすべてブロックすることには危険が伴いますが、その点α4β7インテグリンをもったリンパ球だけを抑えるエンタイビオは安全性が高いといえるでしょう。

　では効き目の早さはどうなのでしょうか。エンタイビオはリンパ球のホーミングを止めるけど、すでにホーミングしたリンパ球を攻撃するわけではないので、即効性がなさそうな気がするかもしれませんね。実は海外の専門家からも、どちらかというとゆっくり効いてくるのではという声が上がっているのです。それに対して反論もあります。特に製薬会社は米国の医家向けサイトで6週目の有効性をもって「効き目が早い」と紹介しています。もちろん6週目で有効であった患者さんの中には、6週目にやっとよくなった人も、もっとずっと早くにすでによくなっていた人も含まれるわけですが、治験を始めるにあたって6週目の有効性を評価しますと決めてあったので、そこしか示すことができないのです。でも実際の治験では2週目、4週目の症状を（診察ではなく）患者さん自身で記録することになっていたので、そのデータを解析した論文が発表されました。それによると2週目でもすでに効いていて、特に抗TNFα抗体製剤をまだ一度も使ったことのない患者さんでは有効性が高かったというのです。でも2週目で早いといえるのかってことですよね。抗TNFα抗体なら投与したその日のうちに効く場合だってあるのに、って。でもね、これはいわゆる「印象」であって、そんな時間単位のデー

タはどこにもないのです。ですから頭の中の理解ではエンタイビオがそんなに早く効くはずがないと思っていても、エビデンス（証拠）はないのです。実際にはどんな治療をしても効き目の早い人、遅い人がいて、遅い場合にはただじっと効き目が出てくるまで耐えて待ちなさい、などという医者はおらず、短期間のステロイド治療だとか、その間をしのぐための何らかの処置はしてくれるはずです。

e. ゼルヤンツなどの JAK 阻害薬

　この薬は今までご紹介してきた抗体医薬とは大きく異なる画期的な薬です。何が画期的なのかというと、それは「飲む薬」だということです。ヤヌス・キナーゼ（JAK、ジャック）という酵素の働きを阻害することからJAK阻害薬と呼ばれます。ではJAKってどこで何をする酵素なのでしょうか。そもそも「ヤヌス」って何？　「キナーゼ」って何？　さっぱりわからないと思われるでしょう。１つひとつ説明していきますね。

　サイトカインは、受容体に結合することによって細胞の中、正しくは核と呼ばれる部位に命令を伝達し、核の中にある遺伝子の特定の部位を読み取って、そこに記された情報をもとにタンパク質を合成し、さまざまな生理作用を発現します。サイトカインの中でも炎症性腸疾患と関連の深いIL-2、IL-6、IL-12、IL-23などには、その受容体の構造に共通点があります。受容体は細胞の外でサイトカインを受け取って、命令を細胞の中に伝えるために、細胞の膜を貫通し

て中にも外にも突き出した形をしています。受容体は通常2つのタンパク質が寄り添った形になっています。みなさん、うまくイメージできたでしょうか? この2つのタンパク質の細胞内にある部分にはJAKという酵素が結合しています。

　JAKはヤヌス・キナーゼ（Janus kinase）の略で、ヤヌスとはローマ神話の出入り口と扉の守護神のことです。前と後ろに反対向きの2つの顔をもつ神で、物事の内と外を同時に見ることができたといいます。受容体の2つのタンパク質に結合した2つのJAKは核にサイトカインの命令を伝えるのに重要な役割をしています。本当にうまく名付けたものですね。

　ちなみにヤメ人は入り口の神でもあるため、物事の始まり、すなわち1月の守護神でもあり、英語で1月を指すJanuary（ヤヌスの月）の語源となっています。そう聞くとなんとなく身近なものに思えませんか?

　話は戻りますが、このJAKはその名の通りキナーゼという酵素です。サイトカインが細胞表面にある受容体に結合すると、この受容体を構成しているタンパク質が「リン酸化」という化学反応を起こします。この反応を促進するのが「キナーゼ（リン酸化酵素）」です。リン酸化を受けるとタンパク質の構造が変化し、さらに次のタンパク質をリン酸化するようになります。こうして次々にリレーのようにリン酸化を起こして情報を伝えることを「シグナル伝達」と呼びます。もしこの酵素の働きを抑える薬が開発されれば、サイトカインが受容体に結合しても命令が次々に伝わらなくなります。そうし

て開発されたのがJAK阻害薬ゼルヤンツです。サイトカインに対する抗体製剤は１つのサイトカインしかブロックできませんが、この薬はJAKをもつすべての受容体を介するサイトカイン（実際には一部のホルモンも含まれます）を一度に抑えることができます。さらにこの薬は抗体製剤と違って小さな分子なので内服すれば消化管から吸収されて血中に入り、効き目を発揮することができます。便利ですよね。しかも結構強力です。逆にだからこそそれなりに注意が必要になります。いろんなサイトカインを同時に抑えるということは免疫をそれなりに強く抑制することになるのです。ですから感染症には注意が必要で、特に帯状疱疹という神経痛を伴う皮膚疾患のリスクが高まることが報告されています。また小さな分子なので容易に胎盤を通過し、乳汁中にも移行するため、妊婦や妊娠している可能性のある女性には投与できませんし、授乳も中止する必要があります。でも逆に抗体製剤とは異なり、内服を中止すると比較的早く体内から消失するというメリットがあります。

　ゼルヤンツ以外にもいくつものJAK阻害薬がすでに関節リウマチに使われていますし、潰瘍性大腸炎やクローン病の治療薬として治験が進行中です。しっかり効いて、より副作用の少ないJAK阻害薬が早くできるといいですね。

　ところでJAKにはJAK1、JAK2、JAK3、Tyk2（チロシンキナーゼ２）の４つがあり、サイトカインの受容体には複数のJAKが結合しているのですが、その組み合わせは受容体ごとに決まっています。たとえば炎症に関係するIL-6の受容体にはJAK1、JAK2、Tyk2が、IL-23

の受容体にはJAK2とTyk2が結合しています。一方赤血球の産生を促進するエリスロポエチンの受容体と、白血球のうちの顆粒球の産生を促進するG-CSF（顆粒球コロニー刺激因子）は、ともにJAK2が結合しています。潰瘍性大腸炎治療に用いられるゼルヤンツはpan-JAK阻害薬とも呼ばれています。panというのは水泳のパン・パシフィック（パンパシ）のパンと同じで、「全」とか「汎」という意味です。ゼルヤンツはJAK1、2、3を阻害し、弱いながらTyk2も抑制します。全部抑えるというわけです。炎症に関わる重要なサイトカインのシグナル伝達を抑えるという意味では強力な抗炎症効果が得られるのですが、一方でエリスロポエチンやG-CSFのシグナルも抑えるので、貧血や感染症に注意が必要です。そこでJAK1を特に強く阻害し、そのほかをあまり抑制しないJAK1選択的阻害薬など、選択性を高めた薬の開発が行われています。すでに関節リウマチの治療にはいくつも使われていて、潰瘍性大腸炎やクローン病に対する治験も進んでいます。例えばジセレカはJAK1選択的阻害薬で、2022年3月、重病の潰瘍性大腸炎に適応拡大が承認されました。クローン病に対しての治験も行われています。リンヴォックもJAK1選択的阻害薬で、潰瘍性大腸炎で承認され、クローン病の治験も進んでいます。JAK1ばかりではなくTyk2選択的阻害薬なども開発中です。

　ちょっと余談ですが、JAK阻害薬のような「飲む薬」は分子の大きさが抗体医薬よりずっと小さいので、総称して「低分子医薬品」と呼ばれます。そしてこのような新薬の開発が盛んになっています。たとえばS1P（スフィンゴシン1‐リン酸）受容体アゴニストという

ものがあります。皆さんは「冬虫夏草」って名前を聞いたことがありますか？冬には虫の姿をしているのに、夏になると虫の体内からきのこが出てきて植物になるということがその名前の由来で、昆虫と寄生菌が合体したもの。漢方薬として用いられますが、昆虫に寄生していても拒絶されないのは不思議ですね。実はこの種の菌が強力な免疫抑制作用をもつ物質を産生していて、その正体がS1P受容体アゴニストだったというわけです。この発見をもとに日本で開発された薬が「イムセラ」あるいは「ジレニア」（一般名：フィンゴリモド）という名前で発売され、多発性硬化症の治療薬として使われています。リンパ球がリンパ節から体液中に出るのを妨げて免疫を抑制するのです。これと同じS1P受容体アゴニストであるゼポシア（一般名：オザニモド）が米国で開発され、やはり多発性硬化症に使用されていましたが、2021年５月潰瘍性大腸炎の治療薬として承認されました。クローン病についても治験中で、日本でも治験が始まっています。

　その他にもα4インテグリン阻害作用を有する低分子化合物が、日本で開発され、一般名をカロテグラストメチルといいます。2022年３月、潰瘍性大腸炎の治療薬として承認されました。新薬の開発はどんどん進んでおり、雑誌「CCJAPAN」の「IBDニュース」の欄に紹介されています。

f. リアルダ

　この薬の中身はメサラジン（5-ASA）で、ペンタサやアサコール

と同じです。じゃあ何が違うのかというと、MMX（マルチマトリックス）テクノロジーという新しいドラッグデリバリー・システム（DDS）でメサラジンをより効率よく大腸に届けるよう設計されている点が従来の薬と違うのです。DDSとは、医薬品を必要な場所に、必要な時間、必要な量だけ送り届ける技術のことをいいます。

　リアルダの表面はpH（ペーハー）が7以上のアルカリ性で溶ける特殊なアクリル系樹脂でコーティングされています。pH7は中性、それより低ければ低いほど酸性が強く、それより高ければ高いほどアルカリ性が強いということになります。胃液の主成分の1つは塩酸で、そのために胃液はpHが1という非常に強い酸性になっています。この強い酸のおかげで（通常食べ物と一緒に）口から入った細菌などを殺菌してくれるわけです。でもどうしてこんな強い酸を溜めていても胃は溶けないのでしょうか。それは胃の粘液がバリアーを作ってくれているからです。胃液は十二指腸へ流れ込みますが、そこには肝臓で作られた胆汁や膵臓の分泌した消化液（膵液）が出てくる出口があります。胆汁も膵液もだいたいpHが8くらいのアルカリ性なので、胃酸は徐々に中和されていきます。それでも小腸の中はまだほとんど酸性の方が勝っていますが、小腸の終わりになってようやく中性、すなわちpHが7になるというわけです。リアルダのコーティングはここで溶けるのです。

　コーティングの中身はというと、メサラジンが親油性（油になじむ、ということは水をはじく）の物質（マトリックス）に組み込まれ、これが親水性（水になじむ、水をはじかない）のマトリックス

の中に分散配置されている、という手の込んだ仕掛けになっています。コーティングが溶けるとまず親水性のマトリックスが腸液を吸って膨らみ、粘着性のゼリー状の塊となって大腸粘膜にしっかりとくっついてメサラジンをゆっくりと放出し、一方親油性マトリックスは腸液の浸入を抑制してメサラジンの放出をより緩やかにし、結果として長く作用するように設計されています。

　これだけよく考えて作られた薬なら、さぞかしよく効くんでしょうね、と思われるかもしれませんね。それにリアルダは１日１回の内服でよいという点も服薬を忘れないことにつながってよいのではと。でも話に水を差すようですが、ヨーロッパのガイドラインでは「１日１回の内服であろうが何回であろうがメサラジンの効果にもアドヒアランス（服薬遵守）にも差はないし、ましてやメサラジンの剤型間にも差はない」と明言されています。つまり、リアルダが必ずしも１番というわけではないということです。まあ、その人に合ったものを選べばよいということなのでしょうね。

g. レクタブル注腸フォーム

　これまで「注腸」といえばプレドネマ注腸、ステロネマ注腸、ペンタサ注腸と、すべて液体でした。でも液体は使いづらいですよね。まるで浣腸です。入れるとすぐにトイレに行きたくなるのに、冷や汗をかきながら我慢して、しかも大腸に行き渡るように右を向いたり左を向いたりゴロゴロしなくちゃいけない。欧米では左側結腸（下

行結腸から直腸まで）に炎症の範囲が収まっている軽症から中等症の潰瘍性大腸炎にはメサラジン注腸とメサラジンの内服を組み合わせた治療が第一選択とされています。よく欧米人は体が大きいから平気なんだよ、なんて言うドクターもいるようですが、本当にそうなのでしょうか。実は日本人と同じように、言われたとおりに使っていない、あるいは受け入れられずにやめてしまった人が多いのだというデータもあります。無理もないことですよね。

　そこへ登場したのがレクタブル注腸フォームです。ブデソニドというステロイド剤がフォーム（洗顔フォームやシェービングフォームの「フォーム」、つまり泡です、テレビのコマーシャルで洗顔石けんを泡立てて「もちもち泡」とか「すご泡」とかいっている、あんな感じです）で出てきます。1回の噴射で直腸からS状結腸までの範囲に拡散され、腸管の壁にしっかりと付着するため、薬液がお尻から漏れてくるといったことが起こりにくくなっています。漏れにくいため、立ったままで使えます。立った姿勢で片方の足をイスや洋式トイレにのせ、上半身を少し前に倒して、アプリケーターと呼ばれる細い筒状のものを肛門に挿入するといったイメージです。ブデソニドについては、すでにゼンタコートのところで説明しましたね。覚えていらっしゃいますか？　全身に影響の少ないステロイド剤でしたよね。

　レクタブル注腸フォームはもともとドイツの会社で開発され、2006年にイギリス、2014年にアメリカで遠位大腸炎（直腸からS状結腸までの範囲に炎症が収まっているもの）の寛解導入治療薬とし

て承認され、2017年には世界36ヵ国で承認されていました。前に
も言いましたが、あくまでステロイドなので寛解導入が目的で、寛
解維持には用いません。

　こんなに使いやすい局所治療薬なら日本でも是非ほしい、という
ことで、全国のIBD患者会から早期開発を求める要望書が出された
のです。これを受けてようやく日本でも承認に向けて動き出しまし
た。そして2017年９月「潰瘍性大腸炎（重症を除く）」を効能・効
果として承認されました。「ああ、そうですか」と軽く流されそうで
すが、実はここには重要な意味があるのです。「潰瘍性大腸炎（重症
を除く）」に使っても良いですよというところにです。海外では「遠
位大腸炎」と限定しているのに対して日本では必ずしも限定してい
ません。もちろん薬はいくら頑張っても概ねS状結腸までしか拡がり
ませんが、もっと広い範囲に炎症がある場合でも、やはり大腸の出
口に近いところほど炎症が強いのが普通です。そんな場合にでも経
口薬などと組み合わせて使えるわけです。これはペンタサ坐剤も同
じことで、海外では「直腸炎」にしか適応が認められていませんが、
日本ではやはり「潰瘍性大腸炎（重症を除く）」が適応とされています。

h. ステラーラ

　もうこの薬の名前は覚えましたね。そう、クローン病の治療薬、
抗IL-12・23p40抗体です。2020年3月に潰瘍性大腸炎にも適応が拡
大されました。クローン病の時と同じように、やはりグローバル試

験（世界同時試験）によって、欧米での承認からわずか半年遅れで承認されたのです。素晴らしいことですが、治験に参加したことのあるドクター以外に経験というものがなく、誰もその手応えや細かいノウハウについては教えてくれない、教えられないのです。これからたくさん経験を積むことで評価していかなくてはいけません。

　治療の仕方はクローン病とまったく同じで、初回は体重によって決められた量を点滴静注します。その8週後に90mgを皮下注射し、その後は基本12週ごとに90mgを皮下注射、効果が減弱した場合には投与間隔を8週間に短縮することができます。この投与スケジュールは欧州と同じですが、米国では8週ごとに皮下注射することを基本としています（これはクローン病でも同じです）。実はこの薬、欧米では自己注射も認められています。ちょっとびっくりですよね。8週や12週間隔なら受診したほうが良さそうですが、診察代が高くつく欧米では、落ち着いている限りできるだけ診察を受けたくないのでしょうか。

　シンポニーの場合と同じで、ステラーラも45mgシリンジしか発売されておらず（海外を含めステラーラにはまだオート・インジェクターがありません）、90mg投与するために2本打たないといけません。欧米では90mgシリンジが発売されているのに残念ですね。効き目は？　もちろん効くから承認されたわけですけれど、潰瘍性大腸炎は（クローン病とは違って）一人ひとり薬に対する反応の仕方がさまざまなので、作用の仕方が異なる治療薬があると、それだけ多くの患者さんを救うことができるようになると期待されます。もし治

療を始める前にこの患者さんにはどの薬が一番よく効く、と予測できるようになれば最高なんですけどね。

i. アダカラム

潰瘍性大腸炎の寛解導入治療として保険適用になって20年以上も経過するこの医療機器ですが、2021年７月に「潰瘍性大腸炎の寛解維持」が承認、2022年１月に実際に寛解維持に使用できるようになりました。20年以上経って新しい適応が追加されるのはすごいことです。使い方としては、原則２週間に１回、通院でアダカラムを受けます。生物学的製剤の二次無効の際に次の投与までのつなぎに使うことも考えられますが、実際にどのように使っていくかは、これから経験を積み重ねていくことになると思います。寛解維持の選択肢が増えたことは喜ばしいことです。

血球成分除去療法といえば、セルソーバが販売終了になってしまいましたので、新しいイムノピュアとアダカラムの２種類になりました。

クローン病・潰瘍性大腸炎が良くならない時

O.標準治療と補完代替治療について

　なかなか症状が改善せずに困っている患者さんの中には、インターネットや口コミで「○○が潰瘍性大腸炎に効く」とか、「クローン病が××治療で完治した」などという話を聞いて、もしかしたら自分もこれで治るかもという期待を抱く方がいるかもしれません。

　世の中には、治験を経て有効性と安全性が科学的に検証された保険適用治療とは別に、医学的根拠に乏しい怪しげな治療を謳う医療施設があります。ただ「私はこれで治った」という体験が100％嘘だとは言い切れません。なぜなら、治療をしなくても治る、症状が改善するということはあるからです。これをプラセボ（偽薬）効果といいます。

　プラセボとは、本物の薬とそっくりだけど効き目のある成分が何も入っていない薬のことです。IBDに対するプラセボの治療効果はどれくらいあると思いますか。報告によって差はありますが、クローン病で臨床的改善効果が50％というものもあります。それって「病は気から」という暗示みたいなものじゃないの、と思う方もいるでしょう。でも内視鏡的に良くなる場合がなんと22％という報告もあるのです。馬鹿にできませんよね。ではなぜプラセボは効果を発揮するのでしょう。さまざまな要因が考えられますが、ひとつは「自然治癒力」です。「効くかもしれない」「きっと効くだろう」という期待感や安心感が、本来人間に備わっている自然治癒力を引き出すのだと考えられるのです。

　「私はこれで完治した」という体験談はその人にとっては本当に起こったことなのだろうと思います。でも同じことが誰にでも起こるわけではありません。そればかりか、治験では必ず確認される安全性に関しては、何の保証もない、つまり何が起こっても自己責任ということになるのです。しかも多くの場合、健康保険の対象になりません。

　さて皆さんは「補完代替医療」という言葉をご存知ですか。「現代西洋医学領域において、科学的未検証および臨床未応用の医学・医療体系の総称」と定義されています（日本補完代替医療学会）。この中には中国医学、インド医学、アーユルベーダ、薬効食品・健康食品、ハーブ療法、アロマセラピー、精神・心理療法、ヨガ、マッサージ、温泉療法などが含まれます。海外ではIBD患者さんの21〜60％が何らかの補完代替医療を受けているともいいます。米国には補完代替医療に関する研究・教育を積極的に進める国立補完統合衛生センターという公的な機関があります。「補完医療」は通常医療と一緒に用いる非主流の療法で、「代替医療」は通常医療の代わりに用いる非主流の療法を意味します。代替医療に関しては，有用性が科学的に証明されたものは、今のところ１つもありません。そこで「病気の予防・治療」から「病気の症状や、治療に伴う副作用のマネジメント」という、「補完医療」に研究の方向性が大きく方向転換しました。残念ながら日本ではこのような議論はまだスタートしたばかりです。頭から何もかも否定するのでなく、科学的に検証し、国民に発信するという姿勢がとても重要だと思います。

　ではここから本題に入ることにしましょう。

第3章

クローン病・潰瘍性大腸炎が良くならない時

1.「なかなか良くならない」 と言ってもいろいろな場合がある

　さていよいよこの本のタイトルにある通り、「なかなか良くならない時に」どうすればいいのかをお話しすることにしましょう。「なかなか良くならない」と一口に言っても、実際にはいろんなケースがあり、一人ひとり異なります。どんな場合があるのか、ちょっと一緒に考えてみましょう。もちろんクローン病と潰瘍性大腸炎では症状も治療も同じではありませんが、それについてはこのあとで1つひとつのケースについて詳しく解説しますね。

A. 診断が確定されて治療が始まり、言われた通りにきちんと薬を飲んでいるのに、あるいは薬を投与しているのに症状が改善しない。

B. 普通に日常生活は送れているけど、たまに血便が出たり腹痛があったりする、便が固まらない、貧血があって疲れやすい。

C. 仕事も休まずに出来てはいるけど、何年かに一度は入院が必要になり、そのたびにステロイドを使ったり治療を変更したりすることになる。

D. 入院が必要になるようなこともないし、血液検査でも問題ないと言われるけど、腹痛や下痢といった自覚症状がある。

E. 発症した頃の症状がずっとダラダラ続いていて、一度もスカッとした気分を味わったことがない。

F．日常的に痛みがあり、なんとか耐えて生活を送っているけれど、QOL（Quality of Life、生活の質）は低い。

G．生物学的製剤で治療していて、点滴や注射の直後はよくなるのに、だんだん効き目がなくなるのが早くなり、次の投薬が待てないくらい調子が悪い。でも手術しようと言われるのが怖くて我慢している。

H．点滴や注射の予定はいつも最優先で忘れないように気をつけているのに、普通の生活が送れないような困った症状が残ってしまう。

　一口に「良くならない」と言っても実にさまざまですよね。そしてその状況を惹き起こしている原因もまたさまざまです。治療薬が合っていない、量が足りない、薬の効き目を帳消しにする抗体ができてしまっている、薬では乗り切ることができない原因、例えば狭窄やろう孔がある、あるいは炎症は治まっているのに症状だけが残っている、などなど、いろいろな状況が考えられます。「良くならない」状況を生んでいる本質を見極め、良くならない原因に適切に対処（正しい治療を選択）しないと、状況の改善は望めません。

2. 大前提としての服薬アドヒアランス

「薬飲んでます？」って、そんな当たり前のこと聞かないで、と言われるかもしれませんね。これは編集部の方から教えてもらったネタなんですけど、家電製品の説明書で「故障かなと思ったら」という項目が必ずありますよね。その一番最初に「電源プラグが抜けていませんか」と書かれているというお話です。そんなアホなと思うかもしれませんが、実はこれが相当多いようなんですね。説明書には結構ストレートに書かれていますが、「スイッチを入れても動かない！」と怒ってコールセンターにかけてきた電話に、この調子で応対してはいけないそうです。「馬鹿にしているのか！」と怒鳴られるか、本当に抜けていたのを知ったお客さんに、とても恥ずかしい思いをさせてしまうからでしょう。そういう時は「電源プラグを一度抜いて差し直していただけますか。抜き差しすることで改善する場合がございますので、一度試していただけないでしょうか」と聞くのだそうです。私は優しさだなあ、と感心しました。あ、すみません、話が脱線したままになってしまいました。言いたかったことは、電源プラグをコンセントに差すということはすべての「大前提」だということです。

では「治療の大前提」って何でしょうか。それは処方された薬は決められた通り忘れずに服用している、あるいは決められた間隔できちんと自己注射できているということです。これを「アドヒアラ

ンス」といいます。「アドヒアランスがよい」とか「悪い」とか、「アドヒアランスの向上」という風に使います。かつては「コンプライアンス」と呼ばれていました。呼び方なんてどうでもいいじゃないと思われるかもしれませんが、そこには大きな意識の違いがあるのです。「コンプライアンス」というのは、患者さんの役割は医師の指示にもっぱら従うという考え方に基づいていて、医師の指示をよく守る患者さんが「コンプライアンス」のよい理想的な患者さんというわけです。そして期待した結果が得られない理由は患者さん側の問題としてのみ取り扱われるのです。これに対して「アドヒアランス」は患者さんが積極的に治療方針の決定に参加し、自らの決定に従って療養を目指す姿勢を重視した言葉なのです。こちらの考え方では、患者さん側に「自分も一緒に決めたこと（治療方針）だから、きちんと出された薬を飲もう」という意識が生まれやすくなりますよね。

　さらに新しい概念として「コンコーダンス」があります。コンプライアンスもアドヒアランスも、結局は医師の示した治療に患者さんがどのように従っているかを表す概念に変わりなかったのですが、コンコーダンスは、患者さんと医師の考えが一致するようにお互いの考えを尊重し合うことだと説明されています。そしてどの治療法を選ぶかだけではなく、そもそも治療を受けるのかどうか、あるいはまた患者さんが自分では決めないで医師に責任を委ねるという判断まで、すべて最終決定権は患者さんにあるという考え方です。コンコーダンスという考え方が日本でも受け入れられるかどうかは、文化や保険制度の違いがあり、まだよくわかりませんが、少なくと

も「アドヒアランスという言葉」はほぼ定着しているといえるでしょう。ただ問題は、「コンプライアンスという言葉」がもう古くて、ただ単に時代の流れに合わせて「アドヒアランスという言葉」に置き換えればいいのだと勘違いしている医療者がいることです。本質からして違うんですよね。

　話が長くなってしまいましたが、まあ考え方に変化があるとしても、どんなに良い薬でも、とにかく薬は飲まないと、あるいは注射しないと効果がないことだけは確かです。例えば潰瘍性大腸炎に対する5-ASA製剤。維持療法を行って6ヵ月以上寛解状態にある患者さん99人を対象に追跡調査をした米国シカゴ大学の研究があります。薬局の記録から残薬（飲み忘れ）が2割未満の場合をアドヒアランス良好、2割以上残薬のある場合をアドヒアランス不良としました。6ヵ月追跡した時点で12人の患者さんが再燃しましたが、その全員がアドヒアランス不良の患者さんで、アドヒアランス良好の患者さんから再燃した人はいませんでした。これは大変、絶対に飲み忘れないようにしなくては。でもね、逆にこの時点で18人の患者さんはアドヒアランス不良であるにもかかわらず寛解を維持できていたのです。なーんだ、実はアドヒアランス不良の患者さんが30人いて、そのうち12人だけが再燃したってことじゃないの、って思う人もいるでしょうね。じゃあ私は飲まないで寛解を維持する方に賭けるわ、っていう人はいませんか（笑）。間違ってはいけないので言っておきますが、それはとても危険な賭けです。再燃のリスクは時を追うに従って高くなります。すぐに再燃するとは限らないのです。

しかもこれは2割以上飲み忘れたかどうかの差であって、やめたやめないの差ではないのです。12ヵ月の時点ではさらに19人の患者さんが再燃しましたが、そのうち13人がアドヒアランス不良の患者さんでした。研究者たちは、アドヒアランス不良の患者さんは良好な患者さんより5倍以上の再燃リスクがあったと結論しています。

　クローン病に対するアザチオプリン（イムラン、アザニン）の場合でも同じことがいえます。42ヵ月以上この薬で寛解を維持できている66人の患者さんが、服薬をストップしたらどうなるかを見た欧州のグループ研究があります。中央値で55ヵ月経過を追ったところ66人のうち32人がいずれかの時点で再燃を起こしました。累積の再燃率は1年で14%、3年で53%、5年で63%。やはりこれもすぐに結果が見えるというものではありませんが、研究者たちは最終的にアザチオプリンを中断すべきではないと結論付けています。

　さて、ではバイオの場合はどうでしょうか。ヒュミラは2週間に1回自己注射しますが、それからどれくらい遅れると悪化してしまうのかをみた米国ミシガン大学の研究があります。5000人を超えるIBD患者さんを対象とした研究で、そのうちクローン病の患者さんが77%でした。2009年から2013年の5年間の医療保険請求データベースを用いた残薬調査で、細かい内容については難しいので説明を省きますが、月に4日以上自己注射が遅れると入院やステロイド治療が必要になる確率が増えるという結果でした。つまり1回の自己注射当たり2日遅れると悪化の恐れがあるということになります。そしてこの基準に当てはまるアドヒアランス不良の患者さんが全体の

約20%いたことがわかりました。これは恐ろしい結果ですが、1回でも遅れると悪化のリスクが高まるのか、何回遅れると悪化するのかはわかりません。ただ、忘れないように自己注射しないとリスクが高くなるということだけはいえるでしょう。

脅かすわけではありませんが、きちんと医師の指示通りに薬を飲んだり、点滴や注射をしたりしないと、IBDが再燃する可能性をこんなにも高めてしまうのです。逆にきちんと処方通りに薬を用いれば、再燃の可能性は低くなるということです。5-ASA製剤の飲み忘れが頻回ならば、1日1回の処方が可能な種類に変更するとか、自己注射のタイミングを教えてくれるスマホアプリというものもあります。

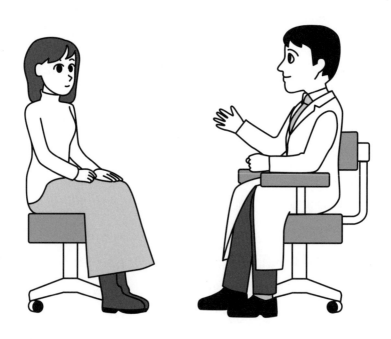

もし飲み忘れや自己注射の日を忘れてしまうことがあれば、医師に相談してみて下さい。一緒に良い方法がないか、考えることもできます。「医師と患者さんが一緒に最良の治療を見つける」ことが「アドヒアランス」や「コンコーダンス」などの言葉に込められた、大事な本質ではないでしょうか。

3. そもそも炎症の強さを どのようにして知るのか

　炎症の度合いを知る方法にはいろいろあります。そういうと皆さんはすぐに血液検査を思い浮かべるでしょうね。血液検査はもちろん大切です。皆さんがかかりつけの先生も、おそらく定期的に採血をし、その結果を見て治療方針を立てておられることと思います。

　いわゆる炎症マーカーと呼ばれるもの、その代表といってもいいものがCRP（Ｃ反応性タンパク）ですね。炎症があると増加します。代わりに赤沈（赤血球沈降速度、血沈ともいいます）を測ることもあります。赤沈も炎症があるとやはり亢進します。逆に減るものもあります。代表的なものにアルブミンがあります。CRPとアルブミンはともに肝臓で作られるタンパク質ですが、CRPを作っているときはアルブミンを作らなくなるという関係があります。ですから炎症があってCRPが高い時はアルブミンが減少するのです。そして肝臓にCRPを作らせてアルブミンの産生を止めるシグナルを出すのが、私のかつてのボス、岸本忠三先生が発見したIL-6なのです（岸本先生のことは、前著「クローン病・潰瘍性大腸炎と診断されたらまっ先に読む本」で紹介しました）。でもこの２つのタンパク質は動きに違いがあります。CRPは炎症に反応して数時間で増加し、炎症の鎮静化に伴い速やかに減少するのに対し、アルブミンは血中半減期（血液の中の濃度が半分に減少するまでの時間）が２〜３週間と長いため、炎症が起こってもすぐには減少しません。ですからアルブミン

が低いということは炎症が長く持続しているということを表しているのです。

　ヘモグロビンは、赤血球に含まれるタンパク質で、鉄（ヘム）と結合しています。血液が赤い色をしているのはヘムが赤い色をしているためです。ヘモグロビンは肺で酸素と結びつき、身体全体に酸素を運び、体内の組織にたまった二酸化炭素を回収して再び肺まで運ぶ働きをしています。赤血球を作るにはヘモグロビンが、ヘモグロビンを作るには鉄が必要です。鉄はふだん赤血球の中以外に肝臓や脾臓に貯えられています（これを貯蔵鉄といいます）。炎症が起こると例のIL-6が肝臓に働き、ヘプシジンというタンパク質の産生を増加させます。このヘプシジンは、貯蔵鉄の放出と腸管からの鉄吸収を抑え、赤血球を作るための原料である鉄の欠乏状態を生み出すのです。ただ慢性の出血によって起こるいわゆる鉄欠乏性貧血とは異なり、鉄の貯えはあるのに引き出せない状態になるのです。なんだか時代劇の悪代官がたくさん年貢をため込んでいるのにお百姓さんたちが食べるものもなくて苦しい思いをしているのと似ていますね（笑）。

　炎症マーカーの動きは疾患によっても異なります。クローン病では多くの患者さんでCRPが炎症の活動性を非常によく反映します。アルブミンもよく動くし、ヘモグロビンの低下、すなわち貧血もよく見られます。これに対して潰瘍性大腸炎ではあまりCRPが動きません。むしろヘモグロビンのほうがよく動くのではないかと思います。潰瘍性大腸炎でCRPが10mg/dLを超えるのは緊急手術を考えな

いといけない時くらいだともいわれています。クローン病でも人によってはCRPが全然動かないという場合もあります。そんな時にでも使えるようなマーカーはないのでしょうか。実は岸本先生のお弟子さんのひとりで、岩手医科大学医学部膠原病・アレルギー内科教授の仲哲治先生が開発したLRG（ロイシンリッチα2グリコプロテイン）というバイオマーカーがあるのです。

抗IL-6受容体抗体であるアクテムラを関節リウマチの患者さんに投与すると、関節炎の鎮静化とは無関係にCRPが陰性化します。なぜならCRPを肝臓に作らせるIL-6の作用を止めてしまうからです。アクテムラを投与した時、本当に効いているのかどうかを知る指標、バイオマーカーが必要でした。そこで仲先生は生物学的製剤による治療前、治療後の関節リウマチ患者さんの血液タンパク質を比較し、治療前（活動期）で上昇し、治療後（寛解期）に速やかに低下するタンパク質を探し求めた結果LRGの同定に至ったのです。LRGもCRPと同様に主に肝臓で産生される血清タンパク質ですが、IL-6やTNFαといった炎症性サイトカインによって発現が誘導される急性期タンパク質であり、関節リウマチ以外にも、潰瘍性大腸炎、クローン病、乾癬などにおいて、血清LRGが疾患活動性マーカーとして有用性を発揮する事を明らかにされました。LRGは積水メディカル株式会社から発売され、2018年8月21日「ナノピアLRG」という商品名で体外診断用医薬品製造販売承認を取得し、2020年6月1日から保険適用になりました。

さらに便中カルプロテクチンという検査があります。カルプロテ

クチンは白血球が作るタンパク質で、炎症が起こり白血球が腸管に集まってくると、白血球が作るカルプロテクチンが便の中に出てきます。潰瘍性大腸炎のバイオマーカー（内視鏡検査に代わる指標）として保険適応となりました。2021年12月からは、クローン病にも保険適応となりました。潰瘍性大腸炎ではここから上が内視鏡的活動性、ここから下が寛解期という線引きができるのに対して、残念ながらクローン病では個人差が大きく、１つの値で線引きができなかったので遅れたのです。潰瘍性大腸炎の内視鏡的活動性を予測するには便中カルプロテクチン（便の中の白血球のマーカー）と、従来大腸がんの早期発見に検診で利用されてきた便中ヘモグロビン（便の中の赤血球のマーカー）を組み合わせるとより正確に内視鏡的な寛解を予測できるという話もあります。炎症の強さを知る方法についても、より正しく測定できるもの、患者さんの受容性が高いもの（簡単に短時間で苦痛のないものが患者さんに受け入れられやすいですよね）など、治療薬と同じくらい熱心に研究されています。現在のIBD治療に欠かせない検査法も、どんどん進歩しているのですね。

第3章

クローン病・潰瘍性大腸炎が良くならない時

4.「正しい治療」って何？

　クローン病あるいは潰瘍性大腸炎と診断されたら、当然炎症を抑えるための治療が開始されることになりますよね。その時の炎症の強さにもよりますし、主治医の先生の考え方にもよると思いますが、いきなり一番強力な治療というよりは、まず副作用の少ない治療から段階を経て一段一段強化していくという、いわゆる「ステップアップ治療」が行われることの方が、ことに専門医以外の場合は多いのではないかと思います。クローン病なら栄養療法（エレンタール）とペンタサ、潰瘍性大腸炎ならペンタサかアサコールか、それともリアルダか。先生によってはサラゾピリンから始められるかもしれません。それらは全部「基本薬」と呼ばれるもので、IBDでは治療の第一歩なのです。

　でもそれで良くならない時はどうすれば良いのでしょう。「基本薬」がいくら初めの一歩だといっても、まったく効き目のないような代物が世界中で認可され使われているはずがありません。これで十分という患者さんもいるのです。しかし量が十分でなければ効くも効かないも判断のしようがありません。今症状があって困っている時、それを抑え込む治療を「寛解導入療法」、寛解状態を保つために行う継続的な治療を「寛解維持療法」と呼びます。

　寛解導入に必要な薬の量は、潰瘍性大腸炎の場合、

・ペンタサなら1日4000mg、250mg錠なら16錠、500mg錠なら8

錠、顆粒2000mgなら2包

・アサコールなら3.6g、400mg錠を6錠

・リアルダなら1日4.8g、1.2g錠を4つ

　ということになります。

　寛解導入には、寛解維持に使う量より多くの量を必要とします。ですから今、症状に困っていて、ここに記した量より少ない量が処方されている時は、一度主治医と相談したほうが良いでしょう。ただし、サラゾピリンに関してはマックス1日8000mg、500mg錠を16錠ということになっていますが、特殊な場合を除いてこんなにたくさんの量を処方することはありません。なぜかというと、その量だと効くのは効くけど副作用がかなり多くなるからです。サラゾピリンにはスルファピリジンという成分が含まれているため、ペンタサ・アサコール・リアルダと比べると、副作用が発現する可能性が高いのです。もしサラゾピリンで副作用が見られる場合には、他の5-ASA製剤へ変更すると良いでしょう。

　クローン病の場合は潰瘍性大腸炎とは異なり、寛解導入にも寛解維持にもペンタサ1日3000mg、500mg錠なら1日6錠を使います。

　「薬の量が少ないかもしれない？」「えっ、お医者さんに処方してもらってるのに、そんなことってあり得るの？」と思うかもしれませんね。でもね、クローン病も潰瘍性大腸炎も患者さんはすごい勢いで増えているのに、炎症性腸疾患（IBD）を専門とする医者は全然足りないのです。それで、比較的症状や炎症の程度が強くない患者さんは、消化器病が専門だけれどIBDが専門ではないという医者が

診ている場合があるのです。普段あまり使わない、慣れていない薬を処方する時は、恐る恐るちょっと少なめで様子を見よう、という使い方をされる場合があるのは否めない事実です。厚生労働省の研究班が毎年改訂している治療指針や、日本消化器病学会が出版しているガイドラインは、すべての医師がIBD患者さんの診察ができるようにと、IBD専門医以外の医者に使ってもらうことを目的に書かれているのです。それでも残念なことに、すべての内科医、消化器医が、ガイドラインに精通しているわけではなく、今でも必要十分量に満たない5-ASA製剤を処方されている例が散見されます。せっかくこの本を読んでくれたのですから、患者さん自身が基本的な知識を身につけて、症状が良くならない時の１つの確認事項として、寛解導入と寛解維持の際の5-ASA製剤の必要量に気を付けていただければと思います。

正しい治療の例

潰瘍性大腸炎メサラジン製剤用法用量一覧

製剤名	寛解期（1日）	再燃期（1日）
サラゾピリン	1500～4000mg	8000mg
ペンタサ	1500～2250mg	4000mg
アサコール	2400mg	3600mg
リアルダ	2400mg	4800mg

第3章

クローン病・潰瘍性大腸炎が良くならない時

113

5.えっ、症状があるのに炎症はないってどういうこと？

　前置きが長くなりましたが、皆さんが血液検査や便の検査を受けて、その結果から腸の炎症は鎮静化していると判断されてもなお下痢や腹痛といった症状が残っている時、次のステップとして何が必要になるでしょうか。それはやはり念のための内視鏡検査をはじめとする画像検査ということになるでしょう。でもそういう画像検査を行っても炎症が認められない場合もあります。そんな時どう判断すればいいのでしょうか。不安が強く残っている、炎症が強かった時の症状がトラウマになっている、などの影響で炎症は消えているのに症状がよくならないことは、実は頻繁に認められることなのです。一般に炎症を伴わないこれらの症状を過敏性腸症候群（Irritable Bowel Syndrome、IBS）と呼びます。実はIBDの患者さんにIBSの症状が認められることは珍しいことではありません。

　日本消化器病学会が編集した「患者さんとご家族のための過敏性腸症候群（IBS）ガイド」によれば、IBSは「お腹の痛みや調子が悪く、それと関連して便秘や下痢などのお通じの異常（排便回数や便の形の異常）が数ヵ月以上続く状態の時に最も考えられる病気です。もちろん、大腸に腫瘍や炎症などの病気がないことが前提になります」と説明されています。え？　じゃあクローン病や潰瘍性大腸炎と診断されている場合はIBSとはいえないのでは？　確かに厳密にはそうです。でもIBDが寛解になっている時は炎症が鎮まっているはずですか

ら、そんな時にお腹の痛みやお通じの異常があれば、それは炎症によって起こっているとは考えにくいといえるのではないでしょうか。このような場合の症状をIBD-IBS（IBDに見られるIBSのような症状）と呼んでいるのです。悩ましい症状がIBD-IBSによって起こっている時にIBDに対する治療を強化しても症状は改善しません。むしろIBSに対する治療を強化すべきなのです。

　もちろん炎症は鎮まっていても、すでにできてしまった炎症を伴わない、固くなってしまった狭窄（線維性狭窄）がある場合や、手術による影響でお腹の症状が起こっている場合もあります。そんな時にはIBD-IBSとは呼びません。

　ここでちょっとIBSの話から脱線して、腸管を切除する手術を受けた後の下痢症状について述べますね。例えばクローン病の手術の中で最も多い回盲部切除（小腸の終わりから大腸の始まりの部分を切除する手術）を受けると、水のような下痢が止まらなくなる場合があります。肝臓が作り、胆嚢に一旦溜められた後十二指腸に排出される胆汁の主成分は胆汁酸という物質です。胆汁酸はコレステロールから合成され脂肪の吸収を促進します。実はこの胆汁酸、小腸の終わりの部分で約99％が再吸収されるという究極のエコサイクルになっています。これを「腸肝循環」と呼びます。小腸の終わりの部分をたくさん切除するとこの腸肝循環がうまく回らなくなり、肝臓が頑張ってフル回転で胆汁酸を増産しても間に合わなくなり、脂肪の吸収不良が起こります。また再吸収されなかった胆汁酸は大腸に大量に流れ込み、水分の吸収が阻害され、大腸の運動が促進されて

第3章

クローン病・潰瘍性大腸炎が良くならない時

しまいます。これらが下痢の原因になるのですね。余談になりますが、これを逆手にとったというか、胆汁酸の再吸収を抑える薬が便秘薬に使われています。回盲部切除を受けたからといって全員が下痢になるという訳ではありませんが、切除範囲に含まれる小腸の長さが長いほど影響を受けるということになります。

　このような下痢症状に対し、もともと血中のコレステロールを下げる目的で作られたコレバインやクエストランといった薬が有効な場合があります。消化管へ排泄された胆汁酸の多くは腸で吸収され再びコレステロールとして利用されます。コレバインやクエストランは陰イオン交換樹脂という物質を主成分とする薬剤で、胆汁酸を吸着する作用があり、消化管内で胆汁酸を吸着してそのまま体外へ排泄させることでコレステロールを低下させる作用を現します。本来の目的ではありませんが、下痢の原因となる胆汁酸を吸着することで症状の改善につながるというわけです。胆汁酸は腸管の炎症そのものにも関与しているという研究もありますが、実際の臨床ではそこまで大きな期待をするというよりは、下痢を抑えるという対症療法的に用いられています。

　また潰瘍性大腸炎で大腸を全摘して回腸嚢手術（小腸の終わりの部分を直腸の代わりに便が溜められるように形成して肛門に縫い付ける手術）を受けると、手術の後も長年にわたって便は固まらず、また排便回数もなかなか減らないということがあります。回腸嚢の部分に炎症を起こすと（回腸嚢炎といいます）、排便回数の増加に加えて血便、便意切迫または腹痛、37.8℃以上の発熱などが起こり、

クローン病・潰瘍性大腸炎が良くならない時

手術を受ける前の症状に逆戻りということにもなりかねません。これに対してはまた別の治療が必要で、決してIBSとはいえません。

　話をIBD-IBSに戻しましょう。6309人のIBD患者さんを対象に行われた横断研究があります。横断研究というのは、ある特定の患者さんを対象に疾患や障害における評価や介入効果などを、ある一時点において測定し検討する研究です。全体で20％の患者さんにIBD-IBSの診断がなされ、クローン病と潰瘍性大腸炎ではその割合に差がなかった（つまりどちらも20%程度）という結果が出ています（別の研究ではクローン病患者さんのほうが多かったとの報告もあります）。さらに重要なことはIBD-IBSの患者さんはIBS症状のない患者さんと比べてQOL（Quality of Life、生活の質）が低く、不安・抑うつ気分・疲労感などを訴える人が多かったということです。

　ではIBD-IBSの治療はどうすればいいのでしょう。実際にはIBSに対する治療が応用されることが多いといえます。例えば心理療法やカウンセリング、あまりきつくない運動、抗うつ剤、対症療法としての下痢止めや痛み止めなどを用います。低FODMAP食というダイエット（減量ではなく、ここでは食事法というくらいの意味です）も用いられており、これが効く場合もあるということがわかってきています。FODMAPとはFermentable（発酵性の）、Oligosaccharides（オリゴ糖）、Disaccharides（二糖類）：乳糖など、Monosaccharides（単糖類）：果糖など、Polyols（ポリオール類）：キシリトールなど、の頭文字をとったもので、つまり発酵しやすい４種類の糖類のことです。健康を保つために発酵食品の摂取が推奨されたりしますが、

一般的に「腸に良い」とされる食品も、誰にでも良い効果をもたらすとは限らず、かえって下痢や腹痛を起こすなど悪影響を及ぼすことがあることがわかってきたのです。このような発酵しやすい糖類を摂らないようにする食事法が低FODMAP食ということになります。でもIBS症状のある患者さんみんなに効くというわけではないので注意が必要です。

　IBSにも、IBDのような診療ガイドラインがありますので、IBD-IBSとなってしまっても、心配しすぎず、きちんとした治療に取り組みましょう。

クローン病・潰瘍性大腸炎が良くならない時

FODMAP 食とは

「F」（fermentable）発酵性の４つの糖質

「O」 oligosaccharides　オリゴ糖

フルクタン……………小麦製品（パン、パスタなど）、たまねぎ、ニンニク、
　　　　　　　　　　　グレープフルーツなど
ガラクトオリゴ糖……大豆、黒豆、納豆、グリンピースなど

「D」 disaccharides

二糖類…………………牛乳、ヨーグルト、アイスクリーム、カッテージ
　　　　　　　　　　　チーズ、リコッタチーズなど

「M」 monosaccharides　単糖類

果糖（フルクトース）…はちみつ、すいか、梨、アスパラガス、りんごなど

「A」 AND

「P」 polyols　ポリオール

りんご、桃、梨、すいか、しいたけ、マッシュルーム、キシリトール
入りキャンディやガム

6. 「なかなか良くならない」 いろいろな場合の対処法

さあいよいよ核心に迫りますよ。1のところで列挙したAからH に沿って一緒に答えを見つけていきましょうね。

A.治療が始まり、言われた通りにきちんと薬を飲んでいるのに、 あるいは薬を投与しているのに症状が改善しない時

クローン病、あるいは潰瘍性大腸炎と診断されたら治療が始まり ます。第2章でお話ししたように、治療にはステップアップ治療と トップダウン治療があります。主治医がIBDを専門とする医師でない 場合は、ステップアップ治療から始めることが多いようです。いわ ゆる5-ASA製剤や成分栄養療法（エレンタール）です。それは治療 の第一歩です。でもそれで良くならない時にどうすれば良いのでしょ う。

「きちんと薬を飲んでいる」のですから、2のところでお話しした 「大前提としての服薬アドヒアランス」はクリア出来ているというこ とになりますね。ではどうしてよくならないのでしょうか。処方さ れている薬の量は十分なのでしょうか。これについても4の「正し い治療」で説明しましたね。でも実際処方されている薬の量が十分 じゃないのでは、と思っても主治医の先生にはなかなか言いづらい でしょうね。「先生、薬の量が間違ってるんじゃないですか？」なんて、 ストレートすぎてちょっと無理かも。量だけの問題じゃないかもし

れないし、素直に「先生、良くならなくて辛いんですけど、何とか
して下さい」と言えばいいんじゃないでしょうか。あるいは「一度
専門の先生に診てもらいたいんですけど、紹介してもらえませんか」
というのも良いと思いますよ。だって、患者数が多すぎていきなり
皆が専門医のところに行くことはできないかもしれませんが、診て
もらっていても良くならないのでは仕方ないですからね。そこを何
とかするのが専門医の役割で、治療のやり方が決まって症状も安定
したら、通いやすい（専門医が通いやすいなら別ですが）近くの医
者に診てもらえば良いわけです。

1) クローン病の場合
①栄養療法・食事を見直してみる

　例えばこんな場合を頭の中で思い浮かべてみて下さい。ペンタサ
を服用していて3度の食事の1回分を抜いて、代わりにエレンター
ルを2袋（600キロカロリー）くらい飲んでいるとしましょう。そ
れでも腹痛が治まらない、微熱がある、検査で貧血がある、CRPが
下がらない、という時は、食事の内容を質素にするか、もう1食減
らしてエレンタールをその分増やすということが考えられるでしょ
う。え、トップダウン治療を勧めている私の口からそんな言葉が出
てくるなんて信じられないですって？（笑）。これはあくまでステッ
プアップ治療の最初の一歩として栄養療法が選択されている場合の
話です。でも食事にしろエレンタールにしろ栄養の摂り方は重要で
す。たとえ最新の治療を受けていても十分な効果が得られない時、

少し食事を見直すだけで良くなることもあります。ましてや抗体製剤などの強力な治療を受けず、もっぱら栄養療法という場合には、さらに大きな意味合いを持ってきます。

　でもエレンタールを１日１袋や２袋なら飲めても、それ以上というとなかなか難しいですよね。昔に比べると味はかなり改善されたとはいいますが、それでも飲めない。フレーバーを多めに入れてもにおいがいやだ。だからといって鼻注（鼻から細い管を胃に届くまで挿入して、そこを通して栄養剤をゆっくり滴下する）までしたくない。だって鼻注しながら学校に行ったり仕事をしたりはできないし、夜中に１日に必要なカロリーを全部入れようとすると冬は体が冷えたり、トイレに何度も起きる。浸透圧の関係でかえって下痢が増える。現実的ではないですね。やっぱりいくら食べられるものに制約があっても食事の工夫で何とかする方がよいですよね。ではどんな食事にすればよいのでしょうか。ただただ食べる量を減らすというのは賢い方法ではありません。炎症がある時は普段よりむしろ多くのエネルギーを必要としているからです。

　クローン病の食事療法と聞いて皆さんが一番に思い浮かべるのは、おそらく脂肪の制限ではないでしょうか。１日の脂肪摂取量が30gを超えると再燃する可能性が高まる、と聞いたことがあるかもしれません。30gといえば健康な人が摂取する１日分の普通の食事が60〜70g程度ですので、半分以下です。勝手に例えに引っ張り出したら叱られるかもしれませんが、てりやきマックバーガー１個に含まれる脂肪がだいたい30g。１日に１個食べたらもう脂肪は全く食べ

られません。当然ポテトはセットにできません。もしマックフライ
ポテトのLサイズを付けると脂肪は約2倍になってしまいます。1
社だけでは不公平なのでもう1つ例を挙げると、吉野家の牛丼は特
盛1杯で40g弱と軽く制限を超えてしまい、もし30gにしようと思え
ば牛丼の並盛を肉だくにするとちょうどになります。なーんだ、結
構食べられるじゃない、と思ったら大間違いですよ。これが1日の
トータルの量ですから。

　この1日30gというのは、まだ栄養療法が主体だった20年以上も
前の研究がもとになっていて、治療法の大きく変わった現在、どれ
ほど大きな意味合いがあるかは疑問です。でも、もし食事療法とエ
レンタールだけで（ペンタサを服用するかどうかは無関係）治療を
受けているとすれば、1日30gとはいわないまでもある程度の脂肪
制限は必要になってくるでしょう。

　最近診断され治療が始まった患者さんは、おそらく脂肪制限とか
脂肪酸の内容に注意するとか、あまり聞いたことがないかもしれま
せん。あるいはn-3系（オメガ3系）とかn-6系（オメガ6系）と
か聞いて、そういえば昔はそんなことを聞いたような気がするなあ、
という患者さんもおられるかもしれませんね。ところで脂肪酸って
何でしょう？　脂肪と脂肪酸って違うんでしょうか。ここで少しIBD
患者さんにとって気になる脂肪の話をしましょう。

　脂肪は、タンパク質・炭水化物と並ぶ三大栄養素、つまり人間が
生きていくために欠かせない栄養素のひとつです。脂肪酸はその脂
肪の大部分を占める構成要素で、炭素が鎖状に結合した形をしてい

るのが特徴です。飽和脂肪酸は炭素の結合の手が全部水素とつながり、まさに飽和状態にある安定した脂肪酸です。これに対し不飽和脂肪酸は、炭素が水素とではなく炭素同士でつながった部分、すなわち炭素の二重結合を持っています。この炭素の二重結合が１個ある脂肪酸を一価不飽和脂肪酸と呼び、炭素の二重結合が２個以上ある脂肪酸を多価不飽和脂肪酸と呼びます。飽和脂肪酸と一価不飽和脂肪酸は体内で合成できますが、多価不飽和脂肪酸の中にはリノール酸や α-リノレン酸のように体内で合成できないものもあり、必須脂肪酸と呼んで、食事から摂取する必要があります。

多価不飽和脂肪酸はさらに炭素の二重結合の位置によってEPA（エイコサペンタエン酸）、DHA（ドコサヘキサエン酸）、 α-リノレン酸などのn-3系と、リノール酸やアラキドン酸などのn-6系に分けられます。n-3系は魚介類に多く含まれます。これに対しn-6系は植物油に多く含まれます。食肉はそもそも不飽和脂肪酸ではなく飽和脂肪酸を多く含みます。n-3系脂肪酸は健康に良いと注目され、サプリメントがたくさん売られていたりします。なぜn-3系脂肪酸がそれほど注目されるのでしょうか。話は1970年代に行われた大規模な疫学調査から始まります。グリーンランドはその大部分が北極圏に属する世界最大の島で、デンマーク本土、フェロー諸島とともにデンマーク王国を構成しています。ここに住む先住民族のイヌイットは他の地に住むデンマーク人に比べて動脈硬化が原因で起こる心筋梗塞による死亡率が有意に低いことが、この疫学調査からわかったのです。イヌイットの人たちはアザラシやクジラ、シロイルカの脂

身を好んで食べます。これらの生き物は魚を食べて生活をしているので、その脂身は魚の脂肪酸から出来ています。つまりn-3系脂肪酸が多いというわけです。実は彼らは私たち日本人と比べても10倍以上のn-3系脂肪酸を食べています。その後の研究で心筋梗塞だけでなく、関節リウマチの症状を緩和する効果があることもわかってきました。そんなこともあって、クローン病にも効き目があるのではないかと考えていくつかの研究が行われました。クローン病の寛解維持に対するn-3系脂肪酸の効果をみた過去の研究を検証した結果は、残念ながら効果が認められないということになりました。ですから、魚を多く食べることは健康には良いかもしれませんが、クローン病に良いとはいえないようです。また、魚の代わりにサプリメントを摂っても効果的かどうかは不明とされています。

　では、クローン病がなかなか良くならない時、食事はどんなことに気をつければ良いのでしょうか。残念ながら誰にでも当てはまる食事療法というものは存在しませんし、そもそもデータに裏付けられた証拠（エビデンス）に基づく食事療法というものは、経腸栄養療法以外にはありません。完全経腸栄養療法（絶食で100%の栄養を成分栄養剤から摂る）は子どもでも大人でも寛解導入効果があり、その効果はステロイドにもひけをとらず、場合によっては内視鏡的により高い改善効果を示します。でもやはり問題は辛い治療であること（絶食するのですから）、そのために継続が困難なことです。そこで半分だけ経腸栄養剤にして、残りの半分を定められたルールに従って食べる制限食にしたところ、完全経腸栄養療法と同じだけの

効果が得られたという研究もあります。一見「フルED」（EDとは成分栄養のこと）と「ハーフED」のことのように思えるかもしれませんが、実際には普通の食事の量を減らしただけでは効果がなく、この研究を率いてきた先生たちが必ず摂るべきもの、摂ってもよいもの、摂ってはいけないものを細かく決めていて、そのルールに従って食事をした時にだけ効果があったというのです。

　でもこれらはあくまで食事療法だけでクローン病を寛解に導くことはできないかという試みです。通常は薬による治療をしていて、それでも良くならない、あるいは悪化してきた時に、食事にはどんなことに気を付ければ良いのか、ということになるので、これほど厳密にする必要はないでしょう。あっさりとした「和食」のようなものと、エレンタールを無理なく飲める量だけ飲むというスタイルでも、それなりの効果はあると思われます。ただし短期間に寛解導入効果が期待できるというほどのスピード感は期待する方が無理でしょうね。欧米では和食もさることながら「地中海式ダイエット」というのが注目されています。最近でこそ「和食」も世界的に認知されるようになりましたが、欧米の人たちはやはり西洋料理の中に健康食というものを探し求める傾向があるのでしょうね。和食は2013年ユネスコ無形文化遺産に登録されました。でも実はそれより早く「地中海の食事」が2010年に登録されているのです。「地中海式ダイエット」（このダイエットは痩せることではなく食事法という意味にとって下さいね）が注目され始めたのは1960年代にさかのぼります。ギリシャやイタリアといった地中海諸国ではアメリカなど

に比べると心筋梗塞で亡くなる人が少ないことから、多分食べているものの違いだろうということで研究が行われ、実際に地中海式ダイエットが心臓病に良いことがわかってきました。そして最近クローン病にも良いことがわかってきたのです。英語のことわざに"You are what you eat."というのがあります。直訳すると「あなたはあなたが食べたもので出来ている」という意味になりますが、噛み砕いていうならば、「正しい食事をすれば健康になるし、悪い食事をすれば不健康にもなる」ということです。クローン病にも良いといっても、まさかこの食事で寛解導入をするということは考えられないでしょう。そうではなく、悪化を防ぐために普段から摂っておきたい食事と考えるべきでしょう。

　では「地中海式ダイエット」ってどんな食事なのでしょうか。基本的には植物ベースの食事です。野菜、果実、ハーブ、ナッツ、豆類、全粒穀物（果皮、種皮、胚といった表層部分を除去していない穀物、身近なものでは玄米がそうです）をたっぷりと摂ります。それと適量の乳製品、鶏肉、鶏卵、魚介類。逆に牛肉、豚肉、羊肉などはたまにしか摂りません。調理にはオリーブオイルを用います。脂ののった魚も食べます。ただし繊維分がかなり多いので、クローン病の患者さんはそれなりに気を付ける必要があります。特に炎症が悪化している時や、狭窄がある時には勧められません。あくまで一旦寛解になってから増悪させないようにこういうスタイルの食事をするということでしょう。「和食」にクローン病の増悪を抑える効果があるかどうかについては研究がありませんが、意外と「地中海式ダイエッ

ト」に似たところがあるのではないでしょうか。私はやっぱり「日本人なら和食」が合っているのではないかと思いますが、どうでしょうか。

　戦国時代の武士たちは、重い甲冑を身につけて馬に乗ったり走ったり、刀や槍を振り回して、それはそれはオリンピックの選手並、いやそれ以上の運動をこなしていたのではないかと思われます。命がかかっていますからね。では彼らは一体何を食べていたのでしょう。戦国時代には、諸説ありますが、まだ肉を食べるという習慣はなかったようです。おそらく食べていたのは米と味噌汁です。味噌汁かけご飯なんかも結構定番だったかもしれません。米は豊富な炭水化物を含む、栄養価の高い食物。一方、味噌の原料である大豆はタンパク質や脂質を多く含んでいます。米と味噌を一緒に食べれば、三大栄養素である炭水化物、タンパク質、脂質がバランスよく摂取できるというわけです。ただし当時の武士たちが食べていたのは白米ではなく玄米でした。玄米は、白米よりビタミン、ミネラル、タンパク質が豊富に含まれています。でも玄米は白米に比べて不溶性食物繊維が多く含まれています。100g当たりの不溶性食物繊維の含有量は白米0.5gに対して玄米には３gも含まれているのです（科学技術庁資源調査会《五訂日本食品標準成分表》より）。そのため消化が良くありません。確かに味噌には酵母菌、乳酸菌、酵素などが含まれていて、玄米の消化を助ける可能性はありますが、狭窄のある患者さんの場合、詰まって腸閉塞を起こす可能性もあるので、無理をして玄米にこだわる必要はないかもしれません。私の患者さんにご飯（白

米）を食べると必ず詰まるという方がおられます。やはり最終的には個人差があるので、みんなに良い食事というものはないのですね。

　ところで、治療の話に行く前になぜくどくどと栄養療法や食事のことを話すのかと思われたかもしれませんね。それは毎日の食事を工夫するのは、IBDとうまく付き合うためのセルフケアの1つでもあるからなのです。

　ちょっと調子が悪くなったからといって、すぐ病院やクリニックを受診できるとは限りません。それはあなたの仕事の都合がつかないからかもしれませんし、予約なしで受診したら何時間待たされるかもわからないと、それだけでうんざりしてしまうからかもしれません。あるいは診察代のことを気にするからかもしれませんし、新型コロナウイルス感染のリスクを気にするからかもしれませんね。でも受診が出来ないからといって何もできないというわけではありません。多分皆さんも自分でできることを人から聞き、あるいは自分の経験からいくつかもっているのではないでしょうか。それが「セルフケア」なのです。私のクリニックにはよく相談の電話がかかってきます。相談の内容はまず看護師が聞き、看護師の判断だけで答えられることならその場でアドバイスをし、医師の判断が必要な時は医師のアドバイスを看護師から患者さんに伝えます。患者さんからの質問の内容、看護師が、あるいは医師がそれに対してどう答えたかを、全部記録に残しています。アドバイスが適切であったかどうか、その結果患者さんがどうなったのかを検証して、スタッフ全員のスキルアップにつなげるためです。興味深いことに、たいてい

の場合はセルフケアにつながるようなアドバイスをするだけで、「では受診して下さい」と勧めても逆に「今は出来ない」という返事が返ってくることが多いのです。決して「調子が悪いので受診の予約をとりたい」ということが電話の用件ではないのです。多分患者さんの多くは、今自分が何をすればいいのかしりたくて、電話をかけてこられるのではないかと思うんです。セルフケアの重要性については、このあと看護師の章で詳しくお話しすることにしますね。

②禁煙のすすめ

　もしあなたが喫煙者なら禁煙しましょう。タバコはクローン病に悪いことがわかっているからです。具体的にどう悪いのでしょうか。まず喫煙はクローン病発症のリスクを増加させることがわかっています。つまりタバコを吸う人の方がクローン病になりやすいということです。そしてクローン病をすでに発症した患者さんではクローン病を悪化させます。具体的には狭窄やろう孔といった合併症を増加させ、その結果手術を必要とすることが多くなり、手術をしても再燃しやすく、さらなる手術が必要となり、しかも内科的治療が効きにくく、関節痛をはじめとする腸管以外の合併症も増えるのです。またこのような傾向は女性の喫煙者の方が男性の喫煙者より強いことも知られています。

　では今からでも禁煙したらタバコの影響は消えるのでしょうか？

　それが一番重要なことですよね。結論から先に言いましょう。効果は十分にあります。もし１年禁煙出来れば人生で一度もタバコを

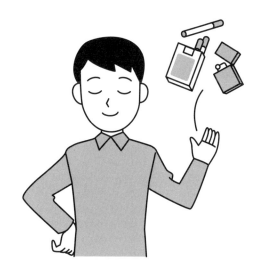

吸ったことのない患者さんと同じレベルまで増悪を減らすことができるといわれています。逆に禁煙しなければ、増悪するリスクは禁煙した人の2倍以上といわれています。また手術が必要となるリスクも、術後の再発も、さらにはもう一度手術が必要になることも、タバコを止めれば生涯一度も吸ったことのない人と同じレベルまで減らすことが出来るともいわれています。

　「でもなあ、いろいろストレスがあってつい吸っちゃうんですよねえ」「ストレスってクローン病に悪いんじゃないんですか？　禁煙してストレスが発散できなかったら余計悪くなる心配はないんですか？」という人もいるでしょう。確かにストレスはよくありませんが、それはタバコ以外の方法で緩和することが出来ます。いわゆるストレスマネジメントのヒントについては、この次の章で触れています。つまりは「タバコは止めてストレスは別の方法でマネジメントする」ということが、とても重要なことだといえるでしょう。

　「禁煙することの重要性はわかったけど、一体どうやって止めればいいの？」「そこは気合いで？　ガムでもかんで？　そういえば禁煙ガムみたいなのも見たことがあるなあ」という声も聞こえてきそう

ですね。そういう時は主治医の先生に聞いているといいですよ。「禁煙外来」というのがあるんです。禁煙外来は健康保険でカバーされます。タバコを止めようと思っても止められないのは「ニコチン依存症」という病気だと認識されているからです。それでも約３ヵ月の治療で保険の自己負担が１万3000円〜２万円くらいかかります。「禁煙補助薬」という薬を使うので、この薬代が半分以上を占めるのです。でももしこの３ヵ月、毎日１箱のタバコを吸ったとしたら、そのタバコ代よりずっと安上がりになることは、計算してみればすぐにわかるはずです。また、実際に医療機関を受診するのが面倒だとか、行く時間がない、という人には、一度も実際に受診せずにオンラインで指導を受け、薬も送ってくれるという「オンライン禁煙外来」というサービスもあります。残念ながら現在のところオンライン禁煙外来は自費診療になります。つまり健康保険が使えないということです。でもオンライン診療は適用拡大が検討されていますから、ひょっとすると近い将来、保険が使えるようになるかもしれません。また会社の健康増進の一環として加入している社会保険が保険の自己負担分以外の金額を負担してくれる場合もありますので、会社に勤めている人は一度保険担当の人に聞いてみるといいでしょう。

③内科的治療の強化

　さて、ここまでは自分でも何とか出来ること、つまり「セルフケア」の範囲内でしたが、ここからはその範囲を超えてしまった場合のお

話をすることにしましょう。ペンタサは飲んでいる、エレンタールも可能な限り飲むようにしている、もちろん食事だってお腹に障らないものしか食べないようにしているし、苦しかったけど禁煙も達成した（初めから吸わないなら問題ないですが）としましょう。では次のステップはどうしたら良いのでしょう。当然治療薬を見直す、強化するということになるでしょう。具体的には何を使うのでしょうか。「トップダウン治療戦略」といって、いきなり最も強力な治療から始めるという考え方もあります。でも最も強力な治療薬って何なのでしょう。トップダウンという考え方が提唱された当時、それはレミケードを指していました。レミケードしかなかったからです。今は他にも強力な治療薬があります。でも逆にトップダウンでなければどういう治療をするのでしょうか。一番上から始めるというやり方の逆は一番下から階段をひとつずつ上がるという意味で「ステップアップ治療」と呼びます。ここでは敢えてステップアップ治療から順にお話しすることにします。

　ではそれは具体的にどんな治療をするのでしょうか。答えは副腎皮質ステロイド（ステロイド剤）です。もともとトップダウン治療が目指していたものは、このステロイドを飛ばしてレミケードから始めようというコンセプトだったのです。ステロイドは効き目が早く、自覚的に元気になり活力が戻ったような感覚が得られ、しかも抜群に安価な治療薬です。指定難病医療費受給者証をもっている人にとって値段は関係ないといわれるかもしれませんが、国民医療費という視点に立つと、値段が安いということはかなり重要なことで

す。ただ炎症が強い時に抑え込む、すなわち寛解導入には使えても、良くなった後もずっとよい状態を安定的に維持する、すなわち寛解維持には使えません。だいたい半年もするとプラセボ（偽薬　つまり治療効果のない無害なもの）と変わらない効果にまで落ち込んでしまうことがわかっています。そもそもステロイドを半年以上も使っていると多くの副作用に悩まされ、その治療のためにかえって多くの医療費が必要になります。

　ステロイドの副作用については、改めて説明する必要はないかもしれませんが、感染症に弱くなる、骨がもろくなる（ステロイド骨粗しょう症）、糖尿病になる、胃潰瘍や十二指腸潰瘍が出来る、血栓（血管の中で血液が固まること）が出来やすくなる、顔が丸くなる（ムーンフェース、満月様顔貌）、手足が細いのに体の真ん中だけ肥満になる（中心性肥満）、ニキビが出来やすくなる（ステロイド痤瘡）、血圧が上がる、白内障や緑内障になる、大腿骨頭壊死のために歩行ができなくなり手術が必要になる、などなど、挙げればきりがありません。しかも急にやめると始める前より悪化してしまう（リバウンド現象）、本来ステロイドホルモンを作っている副腎が萎縮してしまい、ステロイドをやめるとホルモンの欠乏状態になって生命を脅かす危機を招いてしまう（ステロイド離脱症候群）という、やっかいな特性もあります。さらにステロイドは元気になったように思わせるだけで、実際に内視鏡で見て良くなった（粘膜治癒）患者さんは１割前後という研究報告もあります。

　じゃあ最初からステロイドなんて選択肢に入れなければいいじゃ

ないか、と思われるかもしれませんね。でもステロイドでないといけない場面というのがあるんですよ。例えばあなたがクローン病と診断された時、症状がとても強くてすぐに何とかしなければいけない、ところが難病の申請すらまだしていない、そんな時ステロイドは安くて即効性がある有効な治療なのです。だらだらと長く使わなければいいんです。もちろん内視鏡的にもよくなるという目標を達成するのはその後の治療に委ねるとしてです。そして万が一なかなかステロイドがやめられない場合（減量に伴って悪化するなど）を想定して、早い段階からイムランやアザニン、あるいはこれらが消化器症状などの副作用で飲めない時はロイケリンといった免疫調節薬を開始します。副作用の少ないステロイド、ゼンタコートはどうなんだと思われた方、よく覚えていましたね。第1章でお話しした、腸ではステロイドとして効いて、吸収された後全身にはステロイドとしての作用が少ない薬でしたね。でもプレドニン5mg1錠が約10円なのに対してゼンタコートは1カプセルが約250円と、かなり高いのです。ゼンタコートは1日3カプセル飲むので、ひと月でいうと保険の3割自己負担はおよそ6,700円になります。プレドニンを1日20mg（4錠）飲んだ時の自己負担が月350円くらいですから、比べるとやはり高いですよね。

　こういう話をすると、クローン病や潰瘍性大腸炎になってしまってもステロイドと免疫調節薬があれば何とかしのげるんじゃないかと思われるかもしれませんね。でもそう簡単にいくわけではありません。まずステロイドを開始してすぐに出てくる可能性のある副作

用の１つにステロイド精神病というものがあります。プレドニンで
だいたい１日40mgを超えると発症のリスクが高くなります。多くの
場合は気分障害といって躁状態やうつ状態がほとんどですが、時に
幻覚や妄想が現れることもあります。そうなると中止せざるを得ま
せんね。逆に、副作用が出なくてもステロイドが全く効かないとい
う場合もあります。こういう場合を「ステロイド抵抗性」と呼びま
す。そんな時に効かないからといってステロイドを増量し、それで
もだめだからまた増量するという使い方は、多くの場合何度繰り返
しても効き目が得られないだけでなく副作用ばかり増えてしまいま
す。ステロイド治療は「一発勝負」と考えた方がいいでしょう。最
初に思い切りたくさん使って、それでだめならもうステロイドは諦
めるという使い方が正しいのです。

　さてステロイドがうまく効いたとして、順調に減量に入ることが
出来たとしましょう。すなわちステロイドによる寛解導入に成功し
たわけです。すると次のステップはその寛解を維持しなければなり
ません。そこで使うのがイムランやアザニン（どちらも同じアザチ
オプリンという薬の商品名です）といった寛解維持効果が期待でき
る免疫調節薬ですが、効き目が出るまでに１〜２ヵ月かかるので、
ステロイドを開始してから早めに服用を始めておく必要があります。
でもこの薬、結構副作用が出やすいのです。多くは消化器症状で、
吐き気や嘔吐が主です。胃が痛くなるという人もいます。軽いもの
なら頑張って飲み続けるとか、ナウゼリンなどの吐き気止めの薬と
一緒に服用するとか、朝服用しているならそれを寝る前にして、吐

き気を感じる前に寝てしまう、などの工夫で継続が可能です。あるいは同じ効き目のあるロイケリン（6-メルカプトプリン）という少し構造の違う薬に変更すると副作用を感じずに飲めることがあります。でも脱毛、それも本当に全く毛がなくなってしまうという重症の脱毛症や、白血球数が急に生命の危険が及ぶほど減ってしまうような重篤な副作用が、それも服用開始後の早い時期に起こることもあり、これはすぐにやめる以外に対処法がありません。薬を中止すると副作用も治まります。

　でもそんな重い副作用を起こすかどうかを服用する前に知ることが出来るようになりました。それがNUDT15遺伝子多型検査というものです。NUDT15は、イムランやアザニンあるいはロイケリン（これらをまとめてチオプリン製剤といいます）の分解にかかわる酵素の1つです。この酵素の遺伝子は人によって違い（遺伝子多型）があり、その遺伝子多型によってNUDT15の酵素の機能が大きく変化するのです。例えが良くないかもしれませんが、アルコールをいくら飲んでも全然酔わない人と、一滴でも飲んだら倒れてしまう人がいるのと同じで、アルコールの分解にかかわる酵素の遺伝子に多型（違い）があるからです。日本人では約100人に1人の割合で、NUDT15の酵素の機能が非常に弱くて、強い副作用が出やすいということがわかっています。チオプリン製剤を服用する前にNUDT15遺伝子を検査することにより、リスクの高いタイプなのかどうかを知ることができるのです。2019年2月、このNUDT15遺伝子多型検査が保険適用となりました。チオプリン製剤を開始する前に

第3章
クローン病・潰瘍性大腸炎が良くならない時

NUDT15検査を受けることで副作用のリスクが大きく軽減されます。

　さて、ステロイド治療を始めて、うまくチオプリン製剤に橋渡しできたとしましょう。そのこと自体はうまく行ったけれどクローン病の症状も、血液検査での炎症活動性も、さらには内視鏡検査の所見も、うまく抑え込めていないとしましょう。では次に何をすればいいのでしょうか。それはもう間違いなくバイオ（バイオロジックス、すなわち生物学的製剤）の導入と考えて良いのではないでしょうか。生物学的製剤、あるいは抗体製剤がどんなものかについては、特に最初に発売されたレミケードについて前著で詳しく説明しましたので、それはある程度理解されているものとしてお話をしていくことにします。

　さて主治医の先生からそろそろバイオを始める必要があると言われ、いくつもあるバイオ全てを選択肢として提示された時、どれから始めればいいのか、そもそもいったい何をもとに判断したらいいのか、困ってしまうと思います。レミケードが発売された後、同じくTNFαというサイトカインをブロックするヒュミラが発売された頃は、8週ごとの点滴がいいですか、それとも2週ごとの皮下注射（自己注射）がいいですか、といった程度の問いかけで決めても、まあ大きな問題はなかったと思います。実際には細かい点での違いはそれだけではないと思いますが。でもその後IL-12とIL-23の2つを同時にブロックするステラーラが発売され、腸へ行く（ホーミング）リンパ球の表面マーカー（細胞表面の目印になる分子）をブロックするエンタイビオも使えるようになった今、自分で決めるなんても

うお手上げ。じゃあ「先生が決めて下さい」と言ってしまいますか？

　まあ、それもいいかもしれませんね。だって、よくわからないのに自分で決めて、それが効かなかったら後悔するかもしれないでしょ。主治医が決めて効かなかったら、少なくとも自分自身を責める必要はないですからね。とはいうものの、自分で最終判断を下さないにしても、出来れば可能な限り情報を集めて、治療方針の決定に参加したいですよね。ではドクターはどう判断しているのでしょうか。そりゃ、あとから出て来るものの方が良いに決まってる、と思うのでしょうか。判断には根拠が必要です。その根拠をエビデンスと呼んでいます。エビデンスとは、その治療法が良いといえる証拠のことを指します。医療の分野では、たくさんの患者さんに実際に投与して安全性と有効性を見る調査研究をして、薬や治療方法がどれくらい効くのかを確かめています。その調査研究によって、薬や治療方法、検査方法などが良いと判断できる証拠がエビデンスなのです。

　ではこんなにいくつもの治療薬があって、どれが一番効くのかに答えを出す方法などあるのでしょうか。実はネットワーク・メタアナリシスという手法があるのです。この手法（詳しい方法については述べません、私もこのような分析手法の専門家ではありませんから）を用いると、直接比較する試験を行っていない治療同士の比較だとか、どの治療が一番優れているかといった「ランキング」ができるのです。でも一番強いことが大事なんでしょうか？　昔こんなことを言った国会議員がいましたよね（今も現役ですが）。「1

番じゃなきゃダメですか？」と。１番強い薬であることより、どれが自分に「１番合っているか」が大事だとは思いませんか。１番合っている、１番効くはず、という治療を、始める前に予想し選択する、それを「プレシジョン・メディシン」と呼んでいます。「個別化医療」とか「オーダーメイド治療」といった言葉に近いものです。プレシジョン・メディシンとは個人レベルで最適な治療を分析・選択して行う治療のことです。そして薬の効果や副作用を投与前に予測するために行われる検査のことを「コンパニオン診断」といいます。今までは個人レベルで最適な治療を選択する方法がわからなかったので、この病気にはこの治療、という風に疾患レベルで型にはまった治療をするしかありませんでした。でも最近では遺伝子を調べて治療薬を選択する方法が、がん治療の分野ではすでに始まっていて実績を上げているのです。しかしIBD治療の分野ではどうかというと、まだまだ進んでいません。一部の治験薬で試みとしてコンパニオン診断の開発が行われたにすぎません。今後に期待したいところです。

では現状はどうやって治療薬を選択しているのでしょうか。まず第一に「私は自己注射なんて絶対にイヤ、注射してもらうにしても２週間に１回なんて受診できない（病院に行けない）」という人にヒュミラを勧めるわけにはいきませんね。逆に点滴の時間がもったいない、じっとしているのが苦手という人には自己注射がお勧めです。そんな、患者さんの好き嫌いや都合で決めていいんですか？、と頭の上にクエスチョンマークを飾っている人が多いんじゃないで

第3章
クローン病・潰瘍性大腸炎が良くならない時

しょうか。でも感性が合うとか、ライフスタイルにマッチするということも意外に大事なのです。そうでないと長続きしないと思いませんか。前にも話した「アドヒアランス」が低下してしまうからです。もちろん「こんな状況ではこれでないといけない」という治療薬がある場合にはそれを強く勧めます。例えば一刻も早く効き目が欲しい時、手術が必要になるかもしれないけどその前にイチかバチか投与してみる、というときはやはり点滴、それも早い効果が期待できるかもしれないレミケードを選択するドクターが多いと考えられます。それはエビデンスの積み重ねがあるからでしょう。また、ひとつの抗TNFα抗体製剤で初めから効き目が感じられなかった時に別の抗TNFα抗体製剤を選んでも大きな期待はできないと思います。その時は作用機序が違うステラーラかエンタイビオということになるでしょうね。ステラーラは初回が点滴、その8週後に最初の皮下注射を行います。90mgを投与するのですが、45mg入りのシリンジしかないので2本を2ヵ所に分けて打たなくてはいけません。でもそのあとの投与間隔は標準的には12週間、効果が不十分な時には8週に短縮することができます。ちなみに米国では8週間隔が標準で自己注射も承認されていますが、日本では認められていません。なぜ同じにはならないのでしょうね。エンタイビオのほうはというと、レミケードと同じで初回点滴のあと2週後、6週後に投与し、その後は8週ごとに点滴します。異なるのは倍量投与も投与間隔の短縮も認められていないことです。これについては治験が始まっています。またレミケードのように体重で投与量が決まるのではなく、1

回300mgで一定です。欧州、オーストラリア、カナダでは最初の2回点滴を受けたあと、6週目から2週ごとの皮下注射で維持療法を行うことができます。1回に108mgという、どういうわけか中途半端な量に設定されていて、もちろん自己注射が認められています。この2つの薬剤は投与スケジュールが異なるので、それも選択のポイントになるかもしれません。いずれにしてもステラーラもエンタイビオも両方、どちらかというとスロースターターです。出足が遅い、つまりじわ～っと効いてくるタイプなのです。それは作用機序を考えれば納得できると思います。抗TNFα抗体が血中にたくさん出回って悪さをしているサイトカインをブロックするのに対し、ステラーラは悪玉Tリンパ球が作られ育てられるのを止め、エンタイビオは、本来腸にたどりついて炎症を引き起こすリンパ球を腸に行けなくするわけです。いったん活性化されて「あばれる君」モードに入ったリンパ球が、どれほどの寿命をもっているのかはよくわかっていませんが、すでに腸にたどり着いてしまっているリンパ球には作用しないので、これらは寿命が尽きるまでそこにいて悪いことをするわけです。ですから、これらはスロースターターであってもおかしくないわけですね。

2) 潰瘍性大腸炎の場合

①栄養療法や食事の見直しは潰瘍性大腸炎にも有効か

　クローン病と違って潰瘍性大腸炎の場合、栄養療法や絶食にすることで炎症のコントロールは困難です。逆にある特定の食事を積極

的に摂ることが炎症の鎮静化に貢献するというエビデンス（科学的な証拠）もありません。炎症を抑えることができないということは、血便が止まらないということです。でも下痢や腹痛を緩和する方法はあります。つまり炎症を抑えることはできなくても症状をある程度コントロールすることはできるということです。それは脂肪や繊維の多い食事を避けること。そして1日5回くらいに少量ずつ分けて食べるということです。もし乳製品で下痢がひどくなった経験があれば、これも避けた方が無難です。エレンタールは下痢を誘発して逆効果になることが多いので、潰瘍性大腸炎では注意が必要です。

　そして下痢をしているということは、水分が失われている、すなわち脱水状態になっていると考えられます。水分だけではなくナトリウムやカリウムなどの電解質も一緒に失われています。ですから電解質を含んだ飲料を摂ることが必要です。下痢では特に電解質が多く失われますから、最近よく耳にする「経口補水液」が良いでしょう。経口補水液とは、基本的に食塩とブドウ糖を混合して適切な濃度で水に溶かしたものとされています。商品名でいうとOS-1（大塚）、アクアソリタ（味の素）、アクアサポート（明治）、アクエリアス経口補水液（コカ・コーラ）などで、少しずつ組成が異なります。でも水やスポーツドリンクよりも水分が速やかに吸収され、体内にキープされる作用はそれほど違いません。

　下痢をしている時は、大腸で水分の吸収が十分にできず、さらに電解質の喪失も起こります。ところが、小腸でナトリウムイオンとブドウ糖が吸収される際、これに伴って水も吸収される仕組みが発

見され、これが経口補水液の発明につながったのです。特に発展途上国では、衛生状態の悪さから下痢を起こす感染症が多く、さらに十分な医療設備が近くに無いために点滴もできません。そこでWHO（世界保健機関）やUNICEF（国際連合児童基金）は、現地で経口補水液の配布を行い効果を上げているのです。

　経口補水液は、OS-1などの商品を購入しなくても自宅で作ることができます。水1リットルに対して食塩3g、砂糖40gを混ぜれば出来上がりですが、さっぱりしたければレモンやグレープフルーツなどの柑橘類を加えてもよいでしょう。

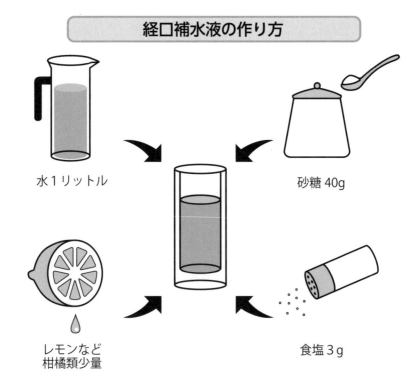

経口補水液の作り方

水1リットル　　　　砂糖 40g

レモンなど
柑橘類少量　　　　食塩3g

　アルコール類、カフェイン（コーヒーや紅茶など）、香辛料はどうでしょうか。一般に不健康だからとか単なる嗜好品でしょ、だからやめるべきですよ、と簡単に片付けられてしまうことが多いんじゃないでしょうか。「どうしてダメなんですか？」と聞くと、たいてい腸にとって刺激を与えすぎるからとか、アルコールを飲むと気が大きくなって何でも食べてしまうから、というように漠然とした答えしか返ってこないのが普通です。でもこれって実はエビデンスに基づいた答えではありません。積極的に潰瘍性大腸炎にとって良くはなくても、悪いのかどうかは個人差が大きいと言わざるを得ません。積極的に試してみて下さい、とまでは言いませんが、試して症状が悪化するようならやめておけばよいのだと思います。一時的に症状が悪化するだけで、少なくとも炎症まで悪化させてしまって、取り返しのつかないことになるということはないでしょう。

②実は禁煙は潰瘍性大腸炎にも有益だった

　禁煙は自身の健康にとって良いことで、受動喫煙などのことも考えると社会的にも正しいことといえますが、潰瘍性大腸炎の場合は少し微妙。クローン病とは逆に、喫煙者で潰瘍性大腸炎を発症する人は少ないらしいことは知られています。でも潰瘍性大腸炎を発症した患者さんは、悪化させないために積極的にタバコを吸った方がいいのか、あるいは禁煙など考えない方がいいのか、といった病状への影響についてはよくわかっていませんでした。実際に行われた調査研究でも結果は一定ではありません。

　しかし最近英国の大規模外来データバンクを用いた解析から、タバコを吸う潰瘍性大腸炎患者さんと一度も喫煙したことのない潰瘍性大腸炎患者さんを比較したところ、大腸全摘手術、入院、ステロイド使用、チオプリン製剤（イムラン、アザニン、ロイケリン）の使用、潰瘍性大腸炎の悪化に差がなかったことがわかりました。また禁煙することは悪化と関連がなかったことも明らかになりました。喫煙は潰瘍性大腸炎の患者さんにとっても良いことは何もない、喫煙のデメリットだけがあります。そしてすでに喫煙している患者さんも、悪化のリスクなく禁煙でき、多くの健康上の利益を得ることができるということなのです。悪化させないためにタバコを吸うとか、悪化するのが怖いから禁煙しないなどということは、あり得ない考えといえるでしょう。

③内科的治療の強化、メサラジン・スイッチ、代替医療を含めて

　もし今メサラジン製剤（ペンタサ、アサコール、リアルダ）のいずれかを服用しているとして、このうちでどれか他の薬に変更することに意味があるのでしょうか。このような変更を「メサラジン・スイッチ」と呼んでいます。もし今飲んでいるメサラジンで、飲み忘れなど服薬アドヒアランスが良くない、寛解に至っていない、少し症状が残っているなどの状況でしたら、メサラジン・スイッチを試してみても悪くはないでしょう。他の薬の方があなたには合っているかもしれないから。それに、どれに変えても安全性の高い薬ばかりですから。でもエビデンス的にはあまり効果が上がるとはいえ

ないようです。結局中身は同じですからね。

　もし炎症が直腸やそれに近いところにだけ残っているなら局所療法（ペンタサ坐剤やペンタサ注腸、レクタブル注腸フォーム、それにステロイドの副作用に注意は必要ですがステロネマ注腸、プレドネマ注腸）を追加するという手もあります。かつて欧米の患者さんはこれらの局所療法を嫌がらずに使えるといわれていましたが、実は局所療法のアドヒアランスは医者が考えていたほど高くはないことがわかりました。局所療法は有効ですが、肛門へ薬やノズルを挿入するのに苦痛を感じたり、挿入後すぐに排便したくなるなど、できるかどうか、続けられるかどうか、は患者さんによるのですね。

　もっと口側（病変部の場所から見て、直腸のほうを肛門側、上すなわち口のほうを口側といいます）まで炎症が及んでいて良くならない時にはどうすればいいのでしょうか。薬以外の治療を追加するなら血球成分除去療法（アダカラム、GCAP、GMAともいいます）を使うという手もあります。これは血液をポンプで引いて体外循環させている間に、炎症に関わっている活性化された顆粒球（白血球の一種）を特殊なビーズに吸着させて、残りの血液を体の中に戻す治療です。即効性はあまり期待できませんが、比較的安全な治療です。なぜなら（血液が体外循環中に固まらないようにする薬以外）薬を投与する治療ではなく、引き算の治療だからです。さらに中等症に対する新しい血球成分吸着療法であるイムノピュアが2020年6月に保険承認されました。アダカラムと同様にビーズ型の吸着剤が充填されていて、アダカラムが吸着する活性化した顆粒球・単球に加え

て血小板も吸着・除去します。国内で13名の中等症で難治性（ステロイド依存性、抵抗性）潰瘍性大腸炎患者さんにイムノピュアを週2回、合計10回治療し、寛解率が63.6%で、重篤な有害事象（副作用）は認められませんでした。これも期待できる治療ですね。

　もしとても悪くなっていたら短期的にステロイドを使って、イムランなどのチオプリン製剤にバトンを渡す治療法が考えられます。悪化の程度にもよりますが、スピード感が求められる時は、バイオ医薬品が使えるようになった今でも、やはりステロイドは有効な治療薬です。もう何度もお話ししましたのでよくおわかりだと思いますが、副作用には要注意です。ステロイドでは短期間で離脱（薬を上手にやめる）ことが肝心、要するに使い方次第なのです。

　でもステロイドは顔が丸くなったり（ムーンフェース）、ニキビが増えたりして、どうしてもいやだというのならプログラフ（タクロリムス）という選択肢もあります。この薬は血中濃度が高くなりすぎると副作用が出やすくなるのですが、現在では外来でも血液中の薬剤濃度を測定しながら安全に使えます。入院が必要な重症の患者さんにも、専門施設では通常の使い方より多めの用量を用いて（承認された使い方ではありません）、頻回に血中濃度を測定しながら使用されています。これもこの薬が潰瘍性大腸炎に使われるようになって10年以上経ち、さまざまな経験に基づいた研究の積み重ねがあるからです。でも基本的に3ヵ月以上は使えません。それ以上続けた場合の安全性も有効性も証明されていません。通常はチオプリン製剤にブリッジ（つなげること）します。

　ステロイドから、あるいはプログラフ（タクロリムス）からチオプリン製剤にブリッジして、それでも悪化したらどうしましょう。その時は抗体製剤かJAK阻害薬ということになるでしょうね。このあたりの治療薬、つまり既存治療では寛解に至らない場合に用いる新薬は最近とても充実してきました。特にクローン病より潰瘍性大腸炎で有効なものが増えてきました。抗TNFα抗体３種（レミケード、ヒュミラ、シンポニー）、抗インテグリン抗体（エンタイビオ）、抗IL-12・23p40抗体（ステラーラ）、経口のJAK阻害薬（ゼルヤンツなど）。さらにエンタイビオ以外の抗インテグリン抗体や新しいJAK阻害薬、JAK阻害薬以外の経口薬（S1P受容体作動薬：リンパ節の中にリンパ球を閉じ込めて腸粘膜へ出て行かないようにすることで炎症を抑える薬）、IL-23だけを抑える抗体製剤の治験が進んでいて、とても良い成績を上げつつあります。

　現在承認されて使われている薬についての解説は、既に第１章やこの章のクローン病のところでお話ししましたので、ここでは省略することにします。ではこんなにたくさん選択肢があって、どれから選べばいいのでしょう。クローン病と同じで、感性やライフスタイルに合っているということも大事です。そうでないとアドヒアランスが低くなって、効くはずの薬も効果が期待できなくなってしまうからです。ただ潰瘍性大腸炎では、クローン病の場合ほど抗TNFα抗体製剤が、非常に高い確率で有効であるというわけではありません。効く人には治療を開始してすぐに、しかもとても良く効くのですが、そうでない人も少なからずいるということです。困ったこ

とに治療を始める前に効き目を知るすべがありません。ではどれが一番よく効く薬なのでしょうか。

　こういう時の比較には例のネットワーク・メタアナリシスがありましたね。クローン病のところでお話ししました。せっかくですからここでは日本から発信されたエビデンスを紹介しましょう。北里大学北里研究所病院の日比先生らの研究です。日本のバイオ・ナイーブ（バイオ製剤を使ったことのない）な潰瘍性大腸炎患者さんに対して過去に行われた臨床試験を用いたネットワーク・メタアナリシスを行いました。その結果、レミケードとエンタイビオが臨床的改善、臨床的寛解、内視鏡的寛解をもたらす確率が高く、シンポニーとエンタイビオが寛解維持をもたらす確率が最も高いことがわかりました。これはあくまで大勢の患者さんを対象としたデータの比較であって、一人ひとりにどれが一番合っているということとは別です。またこの研究にゼルヤンツは含まれていませんが、実際に使ってみると結構早くよく効く印象があります。ただバイオ製剤に比べるとやや感染症に気を付ける必要があると思われます。いずれにしてもデータの比較より、みなさんが主治医とよく話し合って、「おまかせ」ではなくSDM（シェアード・ディシジョン・メイキング）を行うことが一番大事だといえるでしょう。

　ところでSDMって何でしょう。SDMは「意思決定の共有」とか「患者参加型医療」と訳され、納得のいく治療を選ぶための手法をいいます。言い換えれば患者さんと主治医が一緒に考えていくということになるでしょう。治療法として複数の選択肢があるとしましょう。

選択肢の中には積極的には治療をしないでそっと経過を見るという
ものも含まれていると考えて下さい。でもとにかく選択しないと治
療方針も立たないので、患者さんと主治医は、まず選択が必要であ
るという同じ認識に立たなければなりません。この認識の共有がス
タートとなります。その上で主治医からはいろいろな治療法の説明
をするわけですが、いわゆる医学的なエビデンス、データのみで決
めるのではなく、患者さん自身が何を大事にしたいかも十分に考慮
します。人によって一番大事にしたいことは違うでしょうし、また
同じ人でもライフステージによって変わると思います。いま最優先
したいことは、例えば子どもを産むことかもしれないですね。そん
な時、たとえ多少の症状が残っても、万が一にもお腹の子どもに影
響の出るような治療は選択したくない。安全最優先。いくら主治医
からレミケードは赤ちゃんにも安全ですと聞かされても、むしろ可
能なら治療を受けないという選択をしたいくらいの気持ちを持つこ
とだってあるでしょう。その気持ちは治療方針を決めていく上でと
ても大切だという考え方がSDMなのです。「私が病気のこと、治療の
ことは一番知識があるんだから、だまって任せなさい」とか「私の
言うことが聞けないのならもう診ない」などという医者はもっての
ほかなわけです。そしてそれぞれの選択肢のメリット・デメリット
などの情報を共有した上で、十分に時間をかけて対話の中から患者
さんの好む選択肢はどれなのかを一緒に探っていくのです。

　ところで承認されてはいませんが、皆さんが多分興味津々という
治療にも少し触れておく必要があるでしょう。あちこちで耳にする

青黛（セイタイ）と便移植です。

　まずは青黛についてお話ししましょう。青黛は植物から抽出した生薬で、国内では藍染めの染料として用いられ、その色素はインジゴと呼ばれます。インジゴといえばまず思い浮かべるのはジーンズではないでしょうか。そうです、あのジーンズの青色がインジゴなのです。藍染めの起源はインドで、紀元前2000年までさかのぼるといわれ、インジゴとは「インドからきたもの」という意味だそうです。中国では薬用植物として解熱、解毒や抗炎症薬などに用いられ、日本でも江戸時代には毒蜘蛛や毒蛇に咬まれた時の治療に用いられていた記録が残っているそうです。

　実は潰瘍性大腸炎に対する治療効果が十分に検証されないまま、自己判断や自由診療で青黛を含む漢方薬を内服している患者さんが多数いるという現状があり、また一方で安全性も検証されず、患者さんが服用していることを医師が知らずに診療に当たっていることもあるという、社会的な問題点も指摘されていました。そこで慶應義塾大学の金井隆典教授と長沼誠准教授（現関西医科大学教授）はその有効性と安全性を科学的に検証するため、世界で初めて潰瘍性大腸炎の患者さんに対する前向き臨床試験を行いました。この試験は肺高血圧症という重い副作用が報告されたため途中で終了してしまったのですが、そこまでの解析結果で、従来の治療薬に反応しなかった難治例を含めて約7割の患者さんに有効。しかも内視鏡に劇的な改善を認めた例もあり、有望な代替治療薬の候補になりうると考えられたのです。ただ、肝機能障害、腸重積（腸の一部が重なっ

てしまうこと）、非特異性腸炎（はっきりとした原因がわからない腸炎）などの副作用もみられ、安全で有効な容量設定のためのさらなる試験が必要と考えられました。安全性と有効性がきちんと検証されてから使うことが大事ですよね。

　次は便移植のお話です。いかにも新しい治療のように思われるかもしれませんが、3000年前のインド伝統医学アーユルヴェーダの教科書では、さまざまな胃腸病の治療に牛の糞尿の摂取が推奨されているそうです。4世紀の中国の書物には健康な人の便を食中毒の治療に使ったことが書かれているとのこと。現代医学では1958年にベン・アイスマンという米国の外科医がクロストリジウム・ディフィシル（2016年にクロストリジオイデス・ディフィシルと改名されました）という細菌が起こす劇症の腸炎に対して便移植（この場合は注腸、すなわち肛門から入れました）を行い、急速かつ劇的に改善したことを初めて論文報告しました。この腸炎は感染症の治療で抗菌薬を使用した後に起こります。抗菌薬は腸内にいる無害な細菌まで殺し、その結果クロストリジウム・ディフィシルが異常増殖して腸炎を起こすのです。ということは、この細菌には抗菌薬が効きにくいということになりますよね。そこで便移植を試してみたということなのです。でも劇的に効いたという割には、その後しばらくの間この治療が広まることはありませんでした。なぜかというとバンコマイシンという、よく効く抗生物質が見つかったからです。しかし2000年代初めに高い感染力と再発率、致死率を示し、しかも抗菌薬が効きにくい変異株が出てきたことによって便移植が一躍脚光を

便移植のやり方（一例）

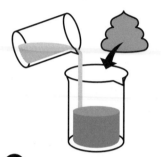

❶ 便を生理食塩水で溶かす

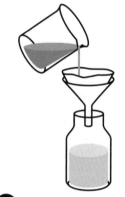

❷ 残渣などを除去する

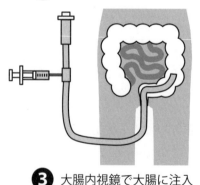

❸ 大腸内視鏡で大腸に注入

浴びるようになりました。

　ではその間、便移植は世の中から姿を消していたのかというと、そんなことはありません。1988年にオーストラリアのトーマス・ボロディー医師が初めて潰瘍性大腸炎の患者さんに便移植を行って、長期にわたる寛解を得ることが出来ました。でもその後の研究ではそんなに簡単に良い結果が得られるわけではなく、何度も繰り返し便移植を行わないと長期の寛解は得られそうにないことがわかってきました。潰瘍性大腸炎だけでなくクローン病にも便移植は行われています。でもどちらの病気に対しても結果はまちまちで、有効性も安全性も結論付けることは難しいとされています。「移植」という言

葉が使われることからもわかるように、骨髄移植や臓器移植と同じように、ドナー（提供者）の便中の菌が患者さんの腸内細菌と置き換わって定着することが重要とも考えられています。それよりはIBDの患者さんの便には少なくてIBDではない人の便の中にはたくさんいる菌を見つけて、それを大量に投与する方法、しかもそれがIBDの患者さんの腸の中で長く定着することができる方法を見つけて、新しい治療にしようとする動きのほうが世界では主流になりつつあるといえそうです。これはある意味ありがたいことですよね。だっていくら効く可能性があるといわれても、またどんな方法で投与するにしても、他人の便を自分のからだの中に入れるというのは、少なからず抵抗があると思うからです。しかも何らかの感染症や病気が「移植」されてしまう可能性もないわけではありませんからね。世界はもっとスマートな方法を模索しているといえるのではないでしょうか。

B.普通に日常生活は送れているけど、たまに血便が出たり腹痛がある、便が固まらない、貧血があって疲れやすい。

　これはクローン病、潰瘍性大腸炎のどちらの場合も同じと考えていいでしょう。「普通に日常生活は送れている」ということはQOL（生活の質）は良好に保たれている、あるいは少なくともQOLの低下はないと考えていいでしょうね。だとすれば何が悪いのでしょう。
　たまに血便が出ても気にしなければいいし、腹痛も別に仕事や勉強に差し支えるほどでもなく、「あ、ちょっと痛いかも」と思うくら

第3章

クローン病・潰瘍性大腸炎が良くならない時

いでしばらくしたらどこかへいってくれる。便が固まらないのは便秘よりまし、と思っているかもしれませんね。でも血が出るということは潰瘍やびらんなど、炎症が形になって腸に残っている、治っていないということになるのです。もちろん普通の痔である可能性は否定できませんが、固まらない便に血が混じって出ているのなら、痔よりもっと口側に原因があると考えた方がいいでしょう。じわじわと出血が続いて、その結果貧血で疲れやすいということにつながっているのかもしれません。IBDの貧血は単純な出血による鉄欠乏性貧血だけとは限りません。これは前著「クローン病・潰瘍性大腸炎と診断されたらまっ先に読む本」で詳しく説明しました。炎症が治まらずに長く続いていても貧血になるのです。

　これに当てはまる皆さんは、多分Ａ（Ｐ120〜）でお話ししたような生活の工夫や、治療の強化が必要なのだろうと思います。多分、というのは、まず内視鏡検査などの画像診断をする、すなわち「目で見る」ことが必要だからです。その結果やはり今の治療が十分ではなく、炎症が持続しているのなら、自分でやってみることのできる工夫は行ってみて、それでも良くならなければ治療強化ということになるでしょう。

C.仕事も休まずに出来てはいるけど、何年かに一度は入院が必要になり、そのたびにステロイドを使ったり治療を変更したりすることになる。

　何年かに一度だけ入院するほどではないけれど悪化し、ごく短期間ステロイド治療をすればまたメサラジンだけで何年もの間、何事

もなく過ごせてしまうという患者さんも確かにおられます。でも「入院が必要になる」というところに大きな違いがありますね。これは要するに「寛解維持療法」がうまくいっていないということでしょう。

　改めてIBDの治療ステージについてお話ししておきましょうね。炎症による症状や検査異常が消失した状態を「寛解」と呼びます。そして寛解に導く治療を「寛解導入療法」、寛解状態を保つ、すなわち悪化させない治療を「寛解維持療法」と呼ぶわけです。多分このCに当てはまるあなたは、寛解導入療法がうまくいって、その後の寛解維持療法もきちんと続けて、症状も検査データも問題なくて「寛解」と呼べる状態なのでしょう。だから休まずに仕事に行ける。でも内視鏡検査ではどうでしょうか。

　腹痛や血便などの症状や血液検査での数値の異常が消失した状態を「寛解」と呼ぶといいましたが、もっと詳しくいうと、この段階は「臨床的寛解」といいます。寛解のいわばファースト・ステップです。では次のステップは何なのでしょうか。それは内視鏡で腸管の内側の粘膜を見ても潰瘍が治っている、見た目にもきれいになっている、という「内視鏡的寛解」で、「粘膜治癒」とも呼ばれます。これは臨床的寛解より達成するのが困難な治療目標です。ステロイドやチオプリン製剤しかなかった時代には、症状はコントロール出来ても、なかなか内視鏡的寛解にまで到達することは困難でした。レミケードの登場以来、それまでとは比較にならないくらい内視鏡的にも寛解を達成することが出来るようになり、治療の目標は「臨床的寛解」から「内視鏡的寛解」にシフトしてきました。

第3章
クローン病・潰瘍性大腸炎が良くならない時

　ではなぜ「内視鏡的寛解」を達成することが重要なのでしょうか。それは潰瘍性大腸炎においてもクローン病においても、入院やステロイド治療の必要性や手術を防ぐことにつながることがわかってきたからです。いいかえればIBDの長期経過を変える可能性があるのです。といってもすべての患者さんがこの目標を達成できるとは限りません。ですが、「内視鏡的寛解」を目標にしてこれに近づけることは、長い目で見てとても重要なことです。入院や手術を防ぐということはIBD患者さんが入院や手術になってしまった場合にのしかかる大きな負担がなくなる、あるいは減らせるのですから。そのためにはどうすればよいのでしょうか。

　第一には、例え症状的に問題がなかったとしても、文字通り内視鏡検査でも良くなっているということを確認することでしょう。でも頻繁に内視鏡検査を受けるのは嫌ですよね。特にクローン病の場合、口から肛門までどこにでも病変がある可能性があるわけですから、場合によっては口からとお尻から、2回も内視鏡検査をする必要があります。カプセル小腸内視鏡という手もありますが、狭窄があると使えない場合もあります。内視鏡検査が嫌なことはわかっているし、体に負担を強いる検査でもあるので、何とか他のもっと楽な方法で粘膜の状態を知る方法がないか研究が続けられています。例えば血液検査や便の検査などで知る方法です。こういったものを「バイオマーカー」と呼んでいます。

　クローン病ではCRPが比較的よく炎症の程度を反映しますが、それでもCRPが陰性だからといって必ずしも内視鏡的に寛解になって

いるとは限りません。潰瘍性大腸炎に至ってはCRPが増加すること
はむしろ少ないといえます。でもCRPが増加するのとは異なるメカ
ニズムで調節されているのが、先に紹介したLRGという血液の指標
です。これはクローン病、潰瘍性大腸炎のどちらも健康保険で検査
することができます。さらにカルプロテクチンという便の指標もあ
ります。クローン病でも活動期に増加するのですが、検査値に個人
差が大きく、基準値の線を引くことが難しいと言われています。で
もCRPとLRG、便カルプロテクチンを組み合わせるなどして、より
確かに内視鏡所見を予測することが可能かもしれません。それでも
バイオマーカーだけで安心しきっていないで、バイオマーカーと内
視鏡所見が合っているか（バイオマーカーが正確に腸内の状態を反
映しているか）を、時々はチェックする必要はあるでしょう。「目で
見る」ことはとても大切なのです。

　少しくどくなりましたか。要は何年かに一度入院が必要になった
りステロイド治療が必要になったりすることを避けるためには、定
期的に内視鏡検査（あるいはこれに代わる画像検査）を受けるか、
あるいは内視鏡検査の頻度を減らす代わりにバイオマーカーをモニ
タリングするなどして、寛解でなければ例え症状がなくても何らか
のアクションを考えた方が良いということになります。何らかのア
クションとは具体的にいうとＡ（P120〜）で説明した事柄になりま
す。えっ、今すぐ治療の強化でなくていいの？　と思われる方もい
るでしょうね。それはそれで正解です。でも増えたとはいえまだま
だ治療法が潤沢にあるわけではありません。ある薬に効果減弱や抵

抗性があるからと次々に変更していけば、すぐに使い尽くしてしまうことにもなりかねないのです。ですから、いろいろ意見はあるとは思いますが、私は日常生活を見つめ直して改善できることがあれば、まずそこから始めるべきじゃないかと思うのです。

D.入院が必要になるようなこともないし、血液検査でも問題ないと言われるけど、腹痛や下痢といった自覚症状がある。

　これはCとは真逆のケースのように見えますが、もう少し条件を細かく分けないといけません。たとえば通常の血液検査に加えてバイオマーカーも問題ないが自覚症状があるとしたら、どう考えたら良いでしょう。そうですね、まず内視鏡的にも問題ないかを確認するでしょうね。そして全部問題なければ、クローン病、潰瘍性大腸炎を問わず5（P114〜）で述べたIBD-IBSが一番に考えられます。もし内視鏡検査で炎症が見つかったとしたら、Aで説明したようなことを考えなければいけません。

　内視鏡以外の検査が常に無力というのではありませんが、うまく反映できない人もいるのです。IBDの治療にはモニタリング、つまり今、病変があるのかないのか、あるとしたらどの程度の強さなのかを知ることがとても重要です。敵を知らなければ適切な対応を取れないからです。バイオマーカーに病変の状態が反映されない患者さんは、自覚症状や血液検査、バイオマーカーに頼らず、定期的に内視鏡検査を受けることが賢明だと考えることが大事ですよ。

E.発症したころの症状がずっとダラダラ続いていて、一度もスカッとした気分を味わったことがない。

　さてこれは何が問題なのでしょうか。そうですね、C（P156～）とは逆に「寛解導入療法」が十分ではないということですね。もちろんそんな時は寛解導入治療を強化する必要があります。つまり治療を最初からやり直すのです。今どんな治療をしていてスカッとしないのかにもよりますが、それより一段有効性が高いと思われる治療に移行する必要があるでしょう。まさかずっとスカッとしないまま、長期にわたってステロイド治療を受けていることはないと思いますが、いかがでしょうか。前にも説明した通り、ステロイドは短期的に使うもので長期にわたって使用しても良いことは何もありません。ステロイドが効果を発揮できるフェーズ（段階）を過ぎてしまっていたら、あるのは副作用のリスクだけといっても過言ではありませんので、ことは急を要します。チオプリン製剤（とメサラジン）だけを服用しているのなら、タクロリムスでいったん寛解に持ち込んでからチオプリン製剤で維持をするとか、潰瘍性大腸炎や病変が大腸メインのクローン病ならアダカラムを追加するという選択肢もあるでしょう。手っ取り早く寛解導入も維持も同じ薬で行えるバイオや、潰瘍性大腸炎ならJAK阻害薬に移行してもいいでしょう。もちろん、治療の強化ばかりでなく、食事や生活習慣の見直しも助けになると思います。とにかく早くスカッとするように治療を見直すことが求められます。

第3章

クローン病・潰瘍性大腸炎が良くならない時

F.日常的に痛みがあり、なんとか耐えて生活を送っているけれど、QOL（Quality of Life、生活の質）は低い。

　もしこんな患者さんがいたとしたら、まず私は問いかけたいと思います。なぜそんな状態が続いているのに耐えているのですかと。今あなたに必要なことは主治医との「対話」ではないでしょうか。多分あなたは、主治医に言われた通りに食事や生活習慣などにも注意し、処方された薬は忘れずに服用し、予定の日には点滴や注射を受けに受診し、あるいは自己注射ならカレンダーに印を付けて間違いなく打っていると思います。まさか主治医は、その治療の結果がこんな状態で満足しているはずがないと思うのですが。

　もし万が一知っていて何もしてくれないのなら、主治医を変えるべきでしょう。いろいろ考えてはくれているけど、それ以上前へ進むべき知識がないというなら専門医に紹介してもらいましょう。もしあなたが仕方ないと諦めて、つらい状況を主治医に伝えていないなら、何もかもぶつけてみることです。それができないほど「怖い」主治医なら逃げて来るしかないと思います。とにかく一度じっくりと「対話」することが必要です。そして先に述べたSDM（シェアード・ディシジョン・メイキング）を実現するのです。

　逆に、もうすでにあらゆる治療薬は試みたにもかかわらず、症状も良くならないしQOLも向上しないということなら、手術を考慮すべき状態にあるのかもしれません。クローン病の場合手術は狭窄やろう孔といった合併症に対して行われ、手術が根本的な治療になる

わけではありませんから、術後も再手術をしなくていいように、しっかりと内科治療を続ける必要があります。これに対し潰瘍性大腸炎では手術はある意味、根本治療になる可能性があります。大腸を全部取ってしまう手術なので、基本的に「大腸炎」を起こすところがなくなるのですから。残った小腸に炎症が起こること（回腸のう炎）や、関節炎や眼の炎症など腸管外合併症が起こることもありますが、多くの患者さんは手術によって病気から解放されます。その可能性についても、やはり主治医とよく「対話」することが重要です。20年前と違い現在のIBD治療は、薬剤も、病気に対する考え方も、手術の方法やその位置付けも大きく変わっています。QOLを少しでも向上させる方法を医療者と一緒に考えていきましょう。

第3章

クローン病・潰瘍性大腸炎が良くならない時

G.生物学的製剤で治療していて、点滴や注射の直後はよくなるのに、だんだん効き目がなくなるのが早くなり、次の投薬が待てないくらい調子が悪い。でも手術しようと言われるのが怖くて我慢している。

　点滴や注射の直後は一旦よくなるというのですから、手術を考える前にできることはまだ十分にあります。怖がって我慢するのではなく、主治医とよく話し合いましょう。今使っている生物学的製剤に、働きを邪魔する抗体ができてしまっている可能性が高いと思います。抗体に邪魔をされて、長い期間寛解を維持するには薬の量が足りない状態になっているとするなら、まずは倍量投与や投与間隔の短縮などできることを試してみることです。現在（2022年９月）保険承認されているのは、クローン病ならレミケードが倍量と８週間隔か

ら４週までの短縮のどちらか、ヒュミラは倍量、ステラーラは皮下注12週間隔から８週への短縮ができます。潰瘍性大腸炎ではヒュミラの倍量か短縮、ステラーラ皮下注の12週間隔から８週への短縮が承認されています。投与する量を増やすことで（あるいは投与期間を短くすることで）、寛解期間を伸ばせる可能性があります。

イムラン、アザニン、ロイケリンといったチオプリン製剤には生物学的製剤に対する抗体を出来にくくする働きがありますが、すでに抗体が出来てしまったと思われる場合でも、後から追加しても生物学的製剤の効果を回復したり、増強したりすることがあります。

そこまでやってみてもダメなら別の生物学的製剤に変更（「バイオ・スイッチ」と呼んだりします）を考えてみることです。この場合一旦は効くのですから、例えばレミケードで治療していたとしたら、同じ抗TNFα抗体製剤であるヒュミラでも良いわけですし、潰瘍性大腸炎ならシンポニーでもいいでしょう。何も抗TNFα抗体以外の薬に変更する必要はないと思われます。

手術以外にできることはまだたくさんありますから、怖がらずに主治医とじっくり話し合いましょうね。

H.点滴や注射の予定はいつも最優先で忘れないように気を付けているのに、普通の生活が送れないような困った症状が残ってしまう。

これは場合によってはＧより重いかもしれません。一旦は効き目が感じられるけど次の投与までに効き目が切れてくるという場合も、

ここに含まれるかもしれませんが、治療の直後からあまり効果が感じられていないのに我慢しているという場合もあるからです。ここでは後者の場合を想定してお話を進めていくことにします。

まずはチオプリン製剤をまだ使っていない場合には追加、もしすでに使い始めていたら白血球数や赤血球の体積（MCV）を指標に用量の調節をしてみます。してみます、とは言いましたが、自分でできることではないので、主治医の指示に従って行います。具体的には白血球数がだいたい4000台くらいにまで減少（ただし白血球のうちの好中球もリンパ球も1000を切るほどは減少しない）し、MCVが100に近いか超えるくらいに大きくなるのが目標です。チオプリン製剤は重い副作用が出る可能性もありますから、開始する前にはNUDT-15遺伝子多型検査（前述）をして安全を期します。

一旦効いたあと効果が弱くなる場合でなくても、ある程度は症状が改善はするというのなら、倍量投与や投与間隔短縮もやってみる価値があると思います。それでもだめならバイオ・スイッチ。でもこの場合は同じ種類（抗TNFα抗体製剤同士、など）ではなく、異なる種類のバイオを選択する方がよいと思われます。レミケードの効き目が十分でない人は、ヒュミラやシンポニーに変更するよりステラーラやエンタイビオに変更、潰瘍性大腸炎なら生物学的製剤ではありませんがJAK阻害薬も選択肢となるでしょう。

もしここまでやったけれど状況が改善しない時、あるいはもっと早いタイミングでも良いのですが、内視鏡検査やCT（コンピュータ断層撮影）検査などの画像診断が必要になるでしょう。特にクロー

ン病の場合、狭窄やろう孔などの器質的な変化を起こしてしまって
いることが原因になっているかもしれないからです。それならまず
手術を考慮したほうが良いかもしれません。あるいは狭窄なら内視
鏡的バルーン拡張術という選択肢もあるでしょう。狭窄を拡げれば
薬の効き目がよくなることもあるのです。ただし内視鏡的バルーン
拡張術は一度行えばもう狭窄にならない、ということはなく、拡張
しても、数ヵ月から数年でまた狭窄してしまう場合もありますので、
経過観察が重要です。

　最後になりましたが、こういう場合にもIBD-IBSが隠れていること
があります。IBS（過敏性腸症候群）の辛さはなかなか人には理解し
てもらえないことも多く、実は「普通の生活が送れない」ほど困っ
ていることも決して少なくないのです。診断にはやはり画像診断が
必要ですが、症状がいくら辛くても、それがIBDそのものの悪化、す
なわち「炎症」の悪化につながることはないので、今の治療を続け
ながらIBSの治療を追加することになります。また、心理カウンセリ
ングが役に立つ可能性もあります。

第4章

より良い
療養生活のための
チームサポート

その１　チーム医療の活用

　「IBDの治療は内科や外科のドクターだけではできません」と言えば、「当たり前でしょう、だって採血や注射はナースがやってくれるし、薬は薬剤師さんが手渡してくれるし、当然先生ひとりでは無理でしょうね」という感想が返ってくるかもしれません。でも私が言いたいのはそういうこととは違います。もちろんIBDの治療がどんどん進化し複雑化して、医師ひとりではゆっくり治療の説明をしている時間もないし、診察の時間だけでは見落とすことや聞き逃すこともあるという理由もあります。しかしそれだけではないのです。

　患者さんは身体的な苦痛と同時に心の問題や社会的な不安も抱えていることと思います。治療へのアドヒアランスがなかなか維持できないために、せっかくよい治療を受けていながら、十分な効果が発揮できない場合もあります。ではどうすれば向上できるのか、ひとりで悩んでいても解決するわけではありません。患者さんはひとりでいくつもの問題を抱えておられます。そのため、患者さんを真ん中に置いて考えてみれば、いろんな方向からそれぞれの専門家が支える必要があることはすぐにわかると思います。しかもそれぞれの専門家がてんでバラバラに支えるのではなく、お互いに情報の共有や横の連携をして、手を取り合ってサポートすることが大切です。このような連携を「チーム医療」といい、チーム医療によって目指すものが、患者さんの「トータルケア」というわけです。

　チームにはナースや薬剤師、管理栄養士や心理カウンセラーなどといったさまざまな専門家が含まれます。皆さんが病院やクリニックを受診された時、まず一番に顔を合わせる医療事務員も、診察券や保険証の確認をしたり支払いの計算をしたりするだけが仕事ではありません。もし予約ではなくて急な体調不良で医療機関に飛び込んだとしましょう。「今日はどうされました？」と最初に声をかけてくれるのが受付の事務員です。そしてそれが、たとえ予約の患者さんを差し置いてもすぐに診察が必要なほど急を要すると思われる場合には、すぐにナースに連絡をとり、ナースはドクターの指示を受け、予約で待っている患者さんには待ち時間が伸びてしまう旨を説明します。最近では「受付さん」とか「事務さん」などと呼ばず、プロフェッショナルであることに敬意を表して「レセプショニスト」と呼ぶこともあります。そう考えると病院やクリニックで働く人たちはすべて治療に関わっているといえるでしょう。そしてみんながチームなのです。

　「みんながチーム」と聞いて、多くのスタッフで支えてくれて安心だなあ、と思われたかもしれませんね。でも忘れてはならない最も大事な一員が「患者さん自身」なのです。えっ、支えてくれるんじゃないの？　と疑問を抱かれるかもしれませんね。しかし考えてみて下さい。自分で立ち上がる気がない人に対して、何人かかっても支えて立たせることなんてできません。患者さん自身が主体性をもって積極的にチームに参加することが重要なのです。

　現在どの病院でもチーム医療が行われているわけではありませんが、なかなかIBDが良くならない時、チーム医療ということを意識し

て、自分自身も治療に参加すること、そして主治医以外の医療関係者にも支援を受けることができることもある、ということを知っておいて下さい。

　前置きが長くなりましたが、この章では「インフュージョンクリニック」のチーム医療を構成するナース（阪上佳誉子さん）と心理カウンセラー（森本愛さん）にお願いして、それぞれがチームの中でどういう役割をしているのかを話してもらうことにします。ふたりからのアドバイスを読んで、その言葉の１つひとつが心に響いてくれればうれしいです。

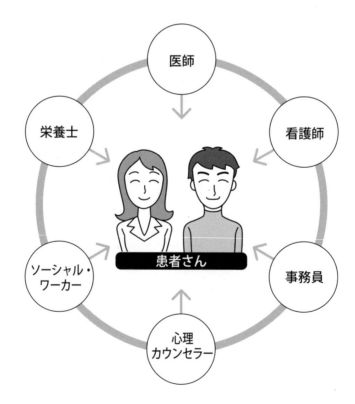

その2　知っておいてほしいチーム医療におけるナースの役割

　ナース（看護師）の阪上佳誉子です。皆さんは病院やクリニックで患者さんは必ずナースと関わられると思います。ナースといっても勤務する病院やクリニック、診療科によって仕事の内容は大きく違います。一般的に外来では、ナースが採血や点滴をしている姿をよく見られるのではないでしょうか。でも外来ナースの仕事はとても幅広く、とくにIBD診療の中では、病気を観察するのはもちろんのこと、患者さんの全身状態や精神状態、生活環境なども注意深く看ることがとても大切な仕事です。ナースの日常支援のあり方次第でIBD患者さんの病状が改善することもあるという報告もあります。患者さんにこれまで以上にナースを活用していただくために、私の働く「インフュージョンクリニック」でのナースの活動をご紹介したいと思います。

　現在受けている治療で、なかなかIBDの症状が良くならないという方に、チーム医療の中のナースの役割を知っていただき、それを上手に利用して症状の改善につながるとすれば、こんなにうれしいことはありません。主治医にうまく伝えられないこと、伝え忘れたこと、そして自分でも気付いていない不安や体調、生活の変化をナースが感じ取り、主治医や他の医療者と共有することで、状況の改善をもたらす可能性があることを知っていただければ幸いです。

1. IBDナースの役割とは

　IBD患者さんは同じクローン病、潰瘍性大腸炎という病名であって
も、病変の部位が違うと症状が異なりますし、重症度や時には社会
的な背景などによって治療方針や治療薬も変わります。社会的な背
景とは、職業や生活様式、経済的な事情、趣味や家族構成などです。
IBDは若いうちに発症される方が多く、いくつものライフイベントを
病気と付き合いながら迎えなくてはなりません。進学や就職、恋愛、
結婚、妊娠・出産、定年退職などなど環境が変化していく中で、治
療を継続するためには、患者さんの日常生活を意識したオーダーメ
イドの看護ケアが大切になります。環境の変化がストレスになった
り、服薬アドヒアランスに影響を与えたりすることもあるのです。

　生物学的製剤（バイオロジックス、略してバイオとも呼びます）
をはじめ、近年、多くの新薬が登場し、IBDの治療が進歩したことは
間違いありません。それでも、すべてのIBD患者さんが治療効果で寛
解を得て、それを維持することができるわけではありません。

　当クリニックではドクター、ナース、薬剤師、心理カウンセラー、
医療事務スタッフが連携を取り合って治療にあたっています。これ
がチーム医療です。伊藤先生らドクターが非常に多くの患者さんを
診ているため、限られた時間内に最適な診察・治療を行えるように、
また患者さんが事前に自分の病気や治療内容についてある程度の知
識を持ち、納得がいく治療を選択できるように、多面的にサポート
することがナースの役割だと考えています。

　IBD治療はバイオの登場もあって、近年多くの新規薬剤が保険適用となり、治療の選択肢が増えてきました。それに伴い、どんな治療が自分に合っているのか、薬の効果は得られるのか、どんな副作用が起こり得るのかなど、対処すべき項目も増えています。IBDの看護ケアにおいては、患者さんのさまざまな悩みや生活環境なども考慮しながら、患者さんに合った医療を提供するアドバイザーのような役割がIBDナースに求められていると考えます。病態や治療方針についてドクターからチーム医療に関わるスタッフに共有された情報や診療記録、看護記録のアセスメント（評価）をしっかり把握し、患者さんのIBD治療に対する思いなどを聞き取りチームにフィードバックするなど、重要なコミュニケーターの役割も担っています。大きな病院では栄養士やソーシャルワーカーなどがチームに加わるところもあります。IBD患者さんは複数の医療機関にかかっている方も多くいますので、外部医療機関との連携においてもナースはコミュニケーターとして重要な役割を果たしています。当クリニックではナースがリーダー的な立場となってチーム医療を実施しています。

　ナースは、診察時間の前にカンファレンスを行い、その日の診察予定の患者さんの情報をチームとして把握します。診察開始後は患者さんに寄り添い、患者さんの日常生活を中心にコミュニケーションを取りながら、気になることがないかチェックします。現在の治療に満足しているのか、自分でも気が付いていない変化はあるか、会社や学校、家庭などで困っていることはないか、最近ストレスになるようなことがないか、などなど。

第4章

より良い療養生活のためのチームサポート

診察の待ち時間に患者さんにお声をかけたり、点滴治療を受けておられる間に近況を伺ったりして、気になることがあればドクターに伝えます。また、不安やストレスが強く感じられる場合には心理カウンセラーに相談して、カウンセリングが必要かどうか検討したりもします。

当クリニックにおいてIBDナースは、患者さんに一番近いところにいて、症状や気持ち、環境の変化がないかを見守っています。主治医に言いにくいこと、診察室で言い忘れたこと、あるいは身の回りの些細なことでも、ナースに話してみませんか。それが、日々の生活や診療が変わるきっかけになるかもしれませんよ。

2. インフュージョンクリニックにおける患者さんとナースの関わり

初めての医療機関を受診される患者さんは、そこがどんな施設で、診察の環境や点滴治療を受ける場所はどんなところなのか、先生は優しいのか、話しやすいのか、入院が必要になった時はどうするのかなど、不安や心配を抱えていらっしゃると思います。外来通院の患者さんの不安や緊張、苦痛を軽減する環境作りもナースの役割の1つです。

「インフュージョンクリニック」では、病院と違い地域連携室の窓口がなく、ナースが初診の連絡を受けています。多くの患者さんやご家族は、潰瘍性大腸やクローン病の疑いで診断がつかず、不安を抱えてクリニックに電話やメールで相談の連絡を下さいます。他に

は、すでに診断がつき治療を継続されているのですが、進学・就職や転勤など転居したために紹介されて来られる患者さんもおられます。もちろん治療効果がなかなか現れず、症状が良くならなくて、より専門的な判断を求めて紹介されるということも少なくありません。

　転院の場合、初診からスムーズに診療を受けられるよう、診療情報提供書をご持参いただいています。かかりつけ医から診療情報提供書をもらっていただく理由は、患者さんの氏名、年齢、性別、病名、現在の治療内容・症状など、今までの診療の総括と紹介の目的など大切な情報が記されているからです。初めての電話予約の時には、病名・指定難病の申請と更新の有無、現在の治療内容、症状などもお聞かせいただくとスムーズな対応ができます。

　患者さんがリラックスできる環境を提供するのもナースの大切な役割です。初診の方には診察の準備をしている間に、ナースから患者さんとご家族に当クリニックの特徴をお伝えするようにしています。どんな雰囲気で治療を受けられるのか、インフュージョンセンターや心理カウンセリングルーム、内視鏡検査室、トイレの位置など、院内のオリエンテーションを必ず実施しています。IBDの患者さんがこれからずっと通院し続ける施設なので、ゆったりと過ごせる空間で治療に取り組んでいただけるように努めています。

　当クリニックの外来診療は全て予約制になっています。患者さんが来院され、はじめて診療が開始される時はお互いに緊張することも多いものですが、電話やメールで診察予約を取られていると受診

第4章

より良い療養生活のためのチームサポート

前にお話ができるので、初対面であっても初めてお会いする気がし
ないという予約制の良さを感じています。

　再燃時、体調が悪い時の通院は大変だと思います。待ち時間も長
く感じるかもしれません。待合室の患者さんの体調を見ながら、必
要であればお声がけし、通院治療が患者さんにとって過大な負担に
ならないよう心がけています。罹病期間が長くなり、通院が面倒に
なってしまう方もいらっしゃると思いますが、IBDの治療は継続する
ことが大切です。通い続けたくなるクリニックを目指し、通院を継
続するためにさまざまな面で環境を整えることが、IBDを悪化させな
いことにつながると考えています。

　東京からご主人の転勤で「インフュージョンクリニック」に通院
されることになった女性の患者さんから「東京で通院していた時は、
病院に入った瞬間から心も暗くなる雰囲気で診察日が辛く嫌だった
けど、「インフュージョンクリニック」に通院するようになってから、
非常識かもしれないけど病院に来ている感じがしなくて、毎回通院
が楽しみになりました」という言葉をいただいた時が、私たちが目
指してきた外来での看護により、患者さんが気軽に通院したくなる
環境を提供できたのではないかと喜びを感じた瞬間でした。

3. 患者さんが病気を受け入れる過程を支えるサポート

　診察現場では診療科によってナースによるサポートの方法はさま
ざまな形があります。当クリニックではナースが診察室で診療のア

シストを行います。医師と患者さんの診察内容や対話を聞き、緊張されている患者さんの代弁や、事前の問診で話されていたけれど医師に言い出せないようだということがあれば、内容補足を行うなど患者さんに寄り添うように心がけています。特に、初診患者さんの診察時や治療方針を決める大切な時は、必ず担当ナースが診察室に入ってサポートします。患者さんが自分の病気をしっかり受け止めることは、患者さんにとってとても大事なステップです。

　他の医療施設からクローン病や潰瘍性大腸炎の疑いで紹介された患者さんの中には、病気を受け容れられないまま治療方針も理解できず、医師からは「この先一生食事制限が必要」と言われ、不安と恐怖心を抱えて「インフュージョンクリニック」に来院されるケースがよくあります。ナースは、患者さんが難病と宣告されたことのショックを和らげ、IBDという病気を理解してもらうことに細心の注意を払います。IBDがどのような病気なのかを知らないままでは、病気を受け容れることも出来ないでしょう。未知の難病だから、この先ずっと好きなものを食べてはいけないなんて……と思い込んで、拒否反応を起こしても病気は良くなりません。正しくIBDを理解してもらい（国内だけでも何十万人ものIBD患者さんがいて、ほとんどの方が普通の社会生活を送れていることなど）、病気を受容し、病気と上手に付き合っていく、そのお手伝いをします。

　患者さんがご自身の病気へどのように関心を持ち、治療の必要性をどれだけ理解しているのかを知ることは、より良い看護ケアの重要なポイントになります。当クリニックでは、患者さんから治療や

第4章

より良い療養生活のためのチームサポート

日常生活について疑問や不安をお話しいただけると、看護ケアにもとても役立ちます。病気を受け容れるということは簡単ではありません。発病初期にとても辛い経験をして、病気を理解し、治療にも熱心に取り組んでいた患者さんが、寛解が続くうちに、次第に病気のことを忘れがちになり、暴飲暴食をしたり、薬の飲み忘れなどを頻繁にするようになってしまう例もあります。IBDは多くの場合、きちんと治療を継続することで寛解を維持できるのです。これもある意味では病気の理解が途中で薄まってしまったといえるかもしれません。3ヵ月後の予約日に連絡なしに来院されない患者さんや、予約を何度もキャンセルされる患者さんにその理由を確認し、万が一治療継続の意味を見失っているようであれば、もう一度病気の受容について説明するようにしています。

4. ナースの立場からサポートするSDM（シェアード・ディシジョン・メイキング）について

　IBDの患者さんは若くして発症することが多いことはご存知だと思います。患者さんご自身が治療について理解し納得できるようサポートするナースの役割については前述しましたが、さらに10代20代前半など、特に若い患者さんの場合には、ご家族にも治療や食事療法について理解していただくためにご説明します。

　IBD患者さんは、病気とともに、言い換えれば治療とともに、進学・就職・結婚、女性であれば妊娠・出産などさまざまなライフイベン

トを迎えます。来院されるごとに患者さんを取り巻く環境が変わっていることも少なくありません。環境の変化は患者さんの治療に対する希望や期待、病気への不安にも大きく影響します。たとえ病状が安定しても病気に対する不安が消えるわけではないと思います。診察の前後の時間をしっかりと利用し、患者さんの不安や疑問に向き合います。

　患者さんの日常生活の様子を丁寧にお伺いし、対話を繰り返し行うことで、患者さんが納得のいく治療はどんなものかが見えてきます。患者さんがご存知ない治療選択肢がある場合は、主治医に伝え、主治医から患者さんに治療選択肢について改めて説明してもらうこともあります。体調の変化だけでなく年齢や性格、生活環境やライフステージを考えながら医療情報を提供することが、IBD悪化の抑止あるいは改善につながると考えています。

　患者さんがご自身の病気や症状、現在の状況を把握し、その上で治療の選択肢を主治医と相談して決定することが、まさにシェアード・デシジョン・メイキング（SDM）です。ナースはSDMを実施するため患者さん側の生活に合わせて準備をお手伝いすることが役割の１つです。

5.　患者さんのセルフケア能力を引き出す外来看護

　「インフュージョンクリニック」に通院されている患者さんは、青年期にあたる高校生から老年期の患者さんまで、幅広い年齢層にわ

第4章

より良い療養生活のためのチームサポート

たります。多くの患者さんは病気をコントロールするために、食事やトイレの問題と向き合い、学業や就労、家事など社会的な役割と疾患治療（療養）とのバランスを取りながら、ご自身なりに試行錯誤しながら生活を送られています。患者さんが受診される時の身体症状や生活の状態には、良くも悪くも患者さんを取り巻くその時々の状況が反映されます。特に、若年層の患者さんはライフスタイルの変化が速く、診察ごとに環境や体調が目まぐるしく変わることがあるので、患者さんの状態やタイミングに合わせた看護ケアを行っています。

　一方、老年期の患者さんの多くは加齢による影響を自覚しながらも、病気を受け容れ適応しようと考えられています。加齢によりセルフモニタリング（自分がどう考え、どう行動したかを客観的に評価すること。IBD治療においては、きちんと服薬をしたか、前回の通院後の症状、食事などをコントロールできたかなどを把握すること）が低下し、症状を正確に主治医に伝えにくい場合は、問診や客観的な観察を行って診療のサポートを行います。ご家族を含めた看護ケアが必要になる場合は、ご家族とコミュニケーションを取るようにしています。

　IBDは再燃と寛解を繰り返すため、治療を継続していかなければなりません。当クリニックでは、入院や在宅ケアのような療養中のお世話はできませんが、患者さんが日常生活を滞りなく送れることを目標とし、外来での治療を継続できるような看護ケアを目指しています。ナースの視点で患者さんの病状を把握し、現在の生活の状況

や不安、今後起こりうる問題点などを事前に察知しながら、患者さんのセルフケア支援を行っています。

　セルフケアとは自分自身をケアすること、すなわち自分で自分の世話をする・面倒を見ることです。ナースがIBD患者さんに、治療継続のための支援から日常で気を付けることなど生活指導を行うことで、患者さんが自分自身を振り返り、症状を客観視する能力を高めてもらえるようにサポートします。

　当クリニックには内服治療だけでなくバイオによる治療を受けている患者さんも多くおられます。ここで、よりスムーズな診療を受けてもらい病状をセルフコントロールするためクリニックで用いている体調確認シートについて説明します。まず、来院されたら受付で潰瘍性大腸炎・クローン病の病気に合わせた問診（体調確認シート）・検温・血圧測定・身長・体重測定を行います。体調確認シートは「はい」「いいえ」で回答する簡便な質問形式のシートです。

　潰瘍性大腸炎の患者さんには病気の活動性指数であるpartial MayoスコアとIOIBD（国際炎症性腸疾患研究会議）スコアを計算するための質問があります。潰瘍性大腸炎の患者さんの主症状は血便と下痢です。炎症が強くなると腹痛を伴い、重症化されると発熱することもありますので、来院時は排便の状態や回数、血便・腹痛の有無や程度を確認し、腸管外合併症と呼ばれる関節痛、結節性紅斑、ブドウ膜炎についても問診させていただきます。

　クローン病患者さんの症状は病変の部位や重症度によって多少異なりますが、腹痛、下痢、発熱、体重減少などが現れます。クロー

ン病患者さんにはCDAI（Crohn's Disease Activity Index）スコアという世界的に使われている重症度評価指数と、やはりIOIBDスコアを用い、下痢の回数、腹痛、辛さ、腸管外合併症、下痢止めの使用の有無などをナースが問診していきます。体調確認シートではバイオの投与を受けられる患者さんや免疫調節薬を使用される患者さんのために、投与の適合性の判断や内服の遵守が確認できるようにしています。

　前回の診察から今回の診察までの生活状況を尋ね、体調について患者さんから振り返ってもらえるようにしています。患者さん自身が症状を振り返り、診察時に必要な情報を思い出していただけることもあります。時には患者さん自身が、いま起こっている症状と病気に関連があることに気付かれていないこともあります。でも実はそれが重要な情報になるということも少なくありません。患者さんの悩みや不安など日常生活についての話を伺い受け止めていくことがナースの役割です。

　当クリニックでは体調確認シートを使用しない場合にも、診察の待ち時間を利用して担当ナースが問診していきます。前回の診察から今回の診察までの生活の様子を聞きながら、患者さんに生活指導をしていく途中で、ご自身が気になっていることを質問されることもあります。患者さんがご自身の生活を振り返り、腹痛や下痢になるタイミングなど、何がきっかけでその症状が起こったのか、気付きにつながることもあります。ナースが患者さんの病状を心配してお声掛けをしているのだと理解していただけると、患者さんから真

剣な答えが返ってくるようになります。患者さんとのコミュニケーションを通して、患者さんにとってどんなケアが最適かを考え、押し付けでなく患者さんのライフスタイルを一緒に考えて、安心して応答していただける関係性を築くようにしています。この過程で患者さんは自身の症状へ強い関心を持たれるようになり、医学的なデータにも興味を示されるようになります。そしてナースも、必要に応じてストレスを避けるための方法や食事の摂り方などの医学的な根拠を説明します。すると患者さんは、ご自身の生活と検査データや症状などとの突合せができるようになり、セルフケアを確立できるようになります。

　また患者さんのライフイベントや発達段階に合わせたセルフケアの支援も大切にしています。セルフケアが不十分なために病気の悪化を招いてしまうことも少なくありません。患者さんの病勢やその時の環境の変化でセルフケアの方法を変えるタイミングも患者さんと一緒に考え修正していくことが大切だと考えています。

　当クリニックに長年通院されている患者さんが、治療を継続し寛解状態を維持できている一方で、体重増加や脂質異常（脂質の血中濃度が基準値よりに多く、あるいは少なくなること）に悩んでいる方が時にいらっしゃいます。何気なくご自身の生活を振り返り、体重が増えて動くのが億劫だ、このままでは良くない、何とかしたい、と思いながら毎回同じ会話で終わってしまうと悩んでおられる患者さんもおられます。そんな患者さんの想いをセルフケアにつなげることがナースにとって重要な役割です。患者さんの生活環境に関す

第4章
より良い療養生活のためのチームサポート

る情報をできるだけ多く聞き取り、看護ケアにつながる重要な情報を患者さんの語りから引き出し、患者さんが大切にしていることや価値観を尊重しつつ関わることで、食生活や運動の重要性を再認識し、発症時のような状態に戻ってしまうと今のような充実した生活が送れなくなるのだと振り返ってもらえることもあります。また、受験生であれば大きなライフイベントを目の前にしてどう立ち向かえばいいのかわからず、不安を抱えていると思われます。そんな患者さんには症状悪化のサインに気付けるよう指導したり、特に大事な時期にしぼった生活の見直しや食事の工夫を患者さん、ご家族と話し合いながら取り入れることもあります。このように悩みや不安など日常生活についての話を傾聴し受け止めることもナースの役割です。寛解維持を目指し継続して通院されている患者さんに、ナースとして出来るだけ寄り添う時間を作りたいと思っています。

6. 自己注射指導におけるナースの役割

　IBD治療に使用できるバイオの投与方法には、点滴投与（レミケード、エンタイビオ）と皮下注射（ヒュミラ、シンポニー、ステラーラ）があります。皮下注射のうち、現在、自己注射（病院やクリニックに来院せずに自分で注射できる）が可能なのは、ヒュミラとシンポニーです。IBDの患者さんは就学・就労しながら治療を継続されている場合が多く、バイオの投与方法として自己注射の導入にはいくつもメリットがあります。例えば、通院回数や受診時間が調整でき

るので、仕事や趣味など活動範囲が広がり、ライフスタイルに応じた治療が行いやすくなります。一方で、患者さんやご家族にとって新しい治療を開始する時は、その治療へ期待と同時に自分自身で注射器を操作することへの不安や抵抗感、痛みなどのために自己注射を希望されない患者さんもおられます。

　自己注射の指導は患者さんのライフスタイルを視野に入れた細やかなサポートが大切です。ここでは自己注射で治療を開始される患者さんにナースがどのようなサポートを行っているかをご紹介します。自己注射製剤も以前はシリンジ製剤（いわゆる注射器のかたちをしたもの）だけだったのが、ペン型製剤（ペンタイプ・オートインジェクター）が広く普及してきました。ペン型製剤の特徴は、

・その名の通りペンのような形をしている（注射器というイメージが薄い）
・針が目に見えないようになっており、怖さを感じさせない
・ピストンを自分で押し込み薬液を送り込むのではなく、ボタンをワンプッシュするだけで自動的に薬液が送り込まれる
・皮膚に対して垂直に針を刺すための補助具があり、誰でも正しく投与できる

などです。それでも、初めて自己注射をする患者さんの不安は計り知れないものがあると思います。それを克服し自己注射できるようになれば、治療に参加しているという確信、自信にもつながるでしょう。初めて自己注射を導入する時は、自己注射がどんなものなのかをイメージできるように、それぞれの製剤に用意されているDVDを

鑑賞してもらいます。自己注射に対する不安や抵抗感を軽減してもらえるよう、ナースによる指導を実施し薬剤への理解度を共有しながら、患者さんが納得されるまでデモ機（薬も入っていなくて針も出ない、本物と同じ形をした機材）を使ってデモストレーションを行い、治療を受け入れてもらえるようサポートします。自分自身に針を刺すことに抵抗があると相談されることもあります。打つ場所の選び方や打つタイミング、痛みを軽減できる方法やリラックスできる工夫など、精神面を含めたケアが大切で、無理強いするのではなく患者さんに合ったスタイルを探っていきます。自己注射の手技だけを指導するのではなく、治療の大切さや継続することの重要性とともに、保管方法や万が一打ち忘れた場合はどうすればいいか、などさまざまな疑問や不安に対して、主治医と連携しながらお答えし、きちんとした自己管理が出来るようサポートしていきます。

　以上、チーム医療におけるナースの役割についてお話ししました。これからはナースをもっと身近な存在に感じてもらい、気軽に何でも相談してもらえれば嬉しいと思います。

その3　IBDと心理的ストレス：心理カウンセラーの役割

　はじめまして。心理カウンセラーの森本愛と申します。私は2013年5月に炎症性腸疾患（IBD）の患者さんたちのメンタルケアの専門家として「インフュージョンクリニック」にやってまいりました。「安心できる治療を提供するだけでなく、IBD患者さんの生活のすべてをサポートするクリニックでありたい！」という伊藤先生の熱い想いから、クリニックとしては珍しいカウンセリングルームが誕生しました。ここでは心理カウンセリングがどのように療養に役立つのか、少しお話をさせていただきたいと思います。

　IBDがなかなか良くならない時、心の側面からアプローチをしてみることも1つの方法です。心の問題が解決していくのと連動するように身体の症状が改善していく場合があるからです。カウンセリングを通して自分でも気が付いていなかった自分に出会うことをきっかけに、自分の中に眠っていた自己治癒力が動き出し、心と身体のバランスがおのずから整うようなことがあります。心理カウンセリングはまだまだなじみのない方が多いと思います。ここでは患者さんの率直なご感想や事例を紹介させていただき、皆さんにカウンセリングの世界をもっと身近に感じていただければと思っています。

より良い療養生活のためのチームサポート

1. 心と身体の関わり合い

　心と身体は互いに関わり合い、私たちの存在を支える両輪として働いています。最近の研究では精神的ストレスがIBDの増悪や再燃に関わっているという報告も増えてきました。心が原因となって身体に負荷がかかることもあれば、身体に苦痛があることで心に問題が起きてくる場合もあるわけです。また両方の要因が複雑に絡まりあっている場合もあります。心の症状も体の症状も重たくなればなるほど、私たちは自分自身をコントロールできている感覚が薄まり、不安やイライラ、抑うつなどの症状が増していきます。また、IBDは若年層で発症する方も多くいて、病気を抱えたまま、就学や就職、恋愛、結婚、出産など数々のライフイベントを通過していかねばならないこともあります。IBD患者さんにメンタルケアが必要ということは理解していても、いざ「自分がカウンセリングを受ける」となるとなかなかハードルが高いというのが実情ではないでしょうか。

2. 心理カウンセリングを受けるのには抵抗がある？

　ある日、当院のドクターの紹介でカウンセリングを受けて下さったクローン病患者のKさんがこんなことをおっしゃいました。「愛先生、話を聞いてもらうってことが、自分の想像以上に心が救われるってことがわかったんですけど、カウンセリングしますって言われるとどうも構えちゃうんですよね。占いしますって言われた方がとっ

つきやすい人が多いと思いますよ」と。

　Kさんのおっしゃる通り、心理カウンセリングは精神科や心療内科と違って薬を用いないで患者さんの心の中に入っていく治療です。カウンセリングを受けるとなると構えてしまう人はとても多いのではないでしょうか。カウンセリングを仕事にして、心理療法の意義を実感している私でさえ、いざ自分のスーパーバイザー（カウンセラーを指導する人）に自分の問題を語ろうとすると、はじめのうちは緊張と恥ずかしさでどもったり、話題がまとまらず落ち込んだりしていたものでした。他人に自分でも受け入れたくない自分の弱い部分を打ち明けるということはとても勇気のいることですよね。

　カウンセリングに漠然としたイメージしか持っていない方の場合は、自分の心の奥の大事な世界を「カウンセラー」という他人によって踏み荒らされはしないか、よくわからない心理テストをさせられ、心理学的知識で自分の考えをコントロールされたりしないかと、不安になる方もいらっしゃるでしょう。カウンセリングで自分の人生が自分のものでなくなるようなイメージを持たれる方も少なからずいらっしゃると思います。また、カウンセリングの初期の場面では、機嫌よく話したものの自分では思いがけず話し過ぎてしまったことを後悔し、かえって落ち着かない気持ちになる方もいらっしゃいます。

　Kさんが語って下さったように、確かに占いには受け手に逃げ場があるイメージがあります。占い師というのはそもそも人間の力が遠く及ばないSOMETHING GREAT（偉大な存在）の単なる媒体であ

り、いわゆる「科学的根拠の薄い」誕生日や血液型、星座やタロットカードで占われた結果の解釈を聞き手は受け取ります。当たるも八卦当たらぬも八卦と、占い師がどのように解釈したとしても、それを是とするか非とするかは受け手に委ねられている部分が大きいわけです。Ｋさんが、カウンセリングよりも占いの方がとっつきやすいと語って下さったことには、深く納得させられました。

　また、潰瘍性大腸炎（UC）患者のＴさんは、「カウンセリングを体験する前までは心理カウンセラーだって？　心理カウンセラーに私の問題の何がわかるというのだ？　カウンセリングなんて必要ない」という気持ちだったと素直な思いを伝えて下さいました。IBD患者さんは人それぞれに疾患のタイプも違いますし、ある人には効果のある薬が、別の人にはまったく効かないということもあります。倦怠感や痛みはどんなに詳しく説明したって自分だけのものですから。外側からはわからない病気でもありますし、そばにいる家族でも理解してもらうのが難しい体験をされている方も少なくないと思います。

　誰かに理解してもらうということを期待せず、自分の問題は自分で解決するしかないと頑張ってこられた方はとても多いのではないでしょうか。

　当クリニックでIBD患者さんに向けたワークショップを開催したことがありました。ワークショップをきっかけに患者さん同士のつながりを作っていただく意図もありました。しかし、結果としてはワークショップをきっかけに患者さん同士が交流を深めていかれること

より良い療養生活のためのチームサポート

はありませんでした。参加された患者さんにのちに感想を聞いてみ
たところ、ワークショップに参加されている人の状況はさまざまだ
と感じた、相手の状態がわからないのにどのように話しかければよ
いか迷った、自分が無神経な発言をして相手を傷つけるのではと緊
張した、などと語って下さいました。ワークショップに参加して下
さった比較的オープンな患者さんたちであっても、自分たちのこと
を語り合うことに慎重になられていたのです。自分自身が周囲に理
解されない体験があるからこそ、自分の理解の欠如から相手を傷付
けることがないようにと深い配慮をされていたのです。こうした心
配りをされるIBD患者さんたちに、私は心理臨床の場を通して関わら
せていただき、自分の思いをはるかに超えた深い心の世界を教えて
いただくことがたくさんあります。

　慢性疾患と付き合いながら生きていくということは、たくさんの
心のエネルギーと身体のエネルギーが必要です。食事の問題やトイ
レの問題などを抱えているIBD患者さんにとって、日常の社会生活を
周囲の人と同じペースで合わせていくのは大変なことです。それぞ
れにさまざまな工夫をこらしながら、たゆまぬ努力をされていること
と思います。しかし、患者さん自身にとってこのような努力は当
たり前のことであり、特に負担になっていると感じておられない方
も多いのです。他者に理解されることを期待せず、ひとりでたくさ
んの問題を抱えていらっしゃることに気付いておられない患者さん
に私はよく出会います。カウンセリングというのは、KさんやTさ
んがおっしゃるようにハードルが高い世界に感じられるかもしれませ

んが、実は占いよりももっと自分主体で、自分で自分の答えを見つけていける安全な取り組みになっています。IBD患者さんが自分の事を自分で見つめるためのカウンセリングをもっと活用して、日頃の肩の荷を下ろすような体験をしていただきたいなと切実に願っております。

3. そもそも心理カウンセリングとは

　さてここで心理カウンセリングとは何か、心理カウンセラーとはどんな存在なのかを説明したいと思います。心理カウンセリングではカウンセラーがクライエント（カウンセリングなどの心理療法を受ける人を「クライエント」と呼んでいます）との対話を通して、心の問題や心に起因した身体の問題を解決していきます。クライエントさんにはご自身の思想や哲学や感情や感性をさまざまなツールを使って表現してもらいながら、カウンセラーはクライエントさんの身体、心、スピリット（普段意識しない患者さんの潜在的な意識）などに多面的に触れていきます。心理検査などを用いて客観的指標でご自身をとらえてもらい、アドバイスをさせていただくことも少しはあります。しかし、心理カウンセラーは、「クライエントのことを知っているのはクライエント自身であり、どんな知識や経験があったとしても、ひとりのクライエントの深淵な世界に迫ることは容易ではない」ことをわかっている第三者としてクライエントさんに向き合います。クライエントさんご自身が問題に気付き、解決法を探すお手伝いをさせていただくのが心理カウンセラーの役割です。

　心理カウンセラーにとって心理学という知識はクライエントさんを分析したり、ジャッジしたりするツールではなく、できるだけ正確にクライエントさんを理解するためのツールなのです。そういう意味でもクライエントさんはご自身の事を語ることを通して、ご自分のカウンセラーを育てる作業をしているともいえます。

　カウンセラーはクライエントさんへの理解を深めながら、クライエントさんの必要に応じたさまざまなセラピーを組み合わせて用い、クライエントさんの中に本来備わっている自己治癒力を引き出すサポートをしていきます。カウンセリングのもっとも重要な役割は、クライエントさんがありのままの自分を解放できる「場」を提供することです。クライエントさんが自分自身を表現し、自己認識を深めていくことで、自分自身を信頼できるようになることをサポートする、これが心理カウンセラーの大事な役割です。

　当クリニックのカウンセリングでは、病気に対するご相談というよりは、IBD患者さんの家族関係、夫婦関係、恋愛、職場や学校での人間関係など対人関係に関するご相談が多くを占めています。例えばクローン病患者のMさんの例をご紹介させていただきます。Mさんはひどい下痢のためにトイレから出ることができず、学校に通うことができなくなりました。学校に行けないことが不安だということを主訴にMさんはドクターに紹介されて来談されました。カウンセリングルームにあるカラーボトルを選んでいただきながらMさんの語りを聴かせていただきますと、「学校に行けない」というのはきっかけの問題であり、Mさんを本当に苦しめていたのはご家族の不和

第4章

より良い療養生活のためのチームサポート

であることがわかりました。最近仕事のストレスから父親の暴言が
ひどくなり、父の態度に耐えかねた母親が離婚を考え始めたことが
Mさんを深く悲しませていたことがわかりました。父親のストレス
と夫婦の問題というMさんにはどうすることもできない問題でMさ
んの心は深く傷ついておられたのです。そこで、Mさんのカウンセ
リングと並行して、お母様にもカウンセリングを受けていただくこ
とになりました。Mさんのお母様からもじっくりお話をお伺いし、
カウンセリングを通して夫婦関係の改善をはかりました。結果とし
てMさんのお父さまの暴言はおさまり、離婚問題は解決に至りまし
た。Mさんの根本的なストレスも取り除かれてMさんは特に治療を
変えることなく寛解状態になりました。Mさんが学校に行けない原
因になっていた下痢の症状についてはお母様がカウンセリングにつ
ながった時点でおさまっていました。

　自分を本当に苦しめている問題は自分で気が付くことはなかなか
難しい場合があります。カウンセリングを通して第三者に自分を開
いていくことではじめの問題とは全く別の方向に問題が展開してい
くこともよくあります。思わぬところから根本的問題にたどりつい
た結果として、気が付いたら身体症状が改善していたということは
臨床場面ではよくあることです。

　カウンセリングですべてが解決するわけではありませんが、心か
らのアプローチが、このように身体の問題解決につながっていくこ
ともあるのです。

4. カウンセリングという安全な場

　ここで、カウンセリングが提供している安心できる「場」についてもう少し説明させていただきますね。心理カウンセリングを受けるということにネガティブなイメージを抱く人は、特に日本人に多くいます。その要因は

・「お金を払って話を聞いてもらう」ことに抵抗がある

・「信頼して相談できる友達もいないのか」と情けなくなる

・「カウンセリングを受けなればならないほど自分の心が病んでいるのか」と自責の念に苛まれる

などという考えにあるようです。

　カウンセリングという「場」を正しく理解できないまま自分には問題があるからというイメージを持ってカウンセリングを受けていると、惨めさや自己嫌悪が余計に募る気持ちになる方も少なからずおられます。普通に生活していると私たちは他者との対話の中に埋もれていきます。他者の思考や情報が大量に流れ込んでくる状況の中で、時に自分自身が見えなくなってしまうこともあるでしょう。自己との対話を深めることに時間を使う機会は、現代社会のなかでなかなか用意されているものではありません。カウンセリングという場は、カウンセラーと皆さんとの相互作用によって、普段はなかなか見えない自分の奥にある本心とつながっていく場なのです。

　カウンセリングでは「決められた時間」「決められた料金」」という「枠」を設けることがとても大事だとされています。「枠」を設

けることで、クライエントさんとカウンセラーの適切な距離を守り、クライエントさんが自分の心にまっすぐ向き合うための「安全な場」を提供しています。

何でも相談できる友達や家族がいることは確かに理想的ではありますが、近い関係になればなるほど自分の悩みを相談しにくい人もいらっしゃるでしょう。友人に相談することで互いの価値観の違いが明らかになり、かえって深く傷付け合ってしまったという話も聞かせていただくことがあります。

心理カウンセリングで提供される「場」とは、クライエントさんが安心して自分を開くことができるように、さまざまな枠で守られた、非日常の世界なのです。カウンセリングにおいて時間という「枠」は、クライエントさんが100%自分のことだけを考えられるように設定されています。また、心という形のない世界に料金という「枠」を設けることで、日常の対人関係の中のおしゃべりと、カウンセラーとの対話の一線を画しています。クライエントさんにとってもカウンセラーにとってもこの「枠」は灯台の光のような役割を果たします。カウンセリングが皆さんの課題の中心にすすみ、心が大きくかき乱されるような時期がやってきても、カウンセリングで設定されている「枠」は自分を自由に表現して見つめるための場を守ってくれるのです。

そしてクライエントさんにカウンセリングの必要がなくなったならば、自由にカウンセリングを終了できるのも、通常の人間関係にはないこの枠の効果です。

　「インフュージョンクリニック」では初めての方にもくつろいでいただけるように、安心できる空間作りにも配慮しています。カウンセリングという非日常の場で心の世界に深く目が向きやすいアットホームな空間作りをしております。

　自分の事をゆっくりと振り返る時間を持つこと。ありのままの自分を誰かに表現してみること。自分の存在を多角的な視点から捉えなおしてみることで、自分だけでは出会えなかった自分に出会うことができるかもしれません。自分でも全く気が付かなかった自分の本心につながる瞬間はとてもすばらしいものです。視界が急にクリアになるようなすっきりした気分になることもあれば、自然と涙がこみ上げ長年の苦しみが解けていくような感覚になることもあります。この感覚はとても不思議で深く神聖な感覚です。クライエントさんと共にクライエントさんの人生の一部を共有させていただき、この瞬間に立ち合わせていただけることは、カウンセラーとして、ひとりの人間として本当にありがたいことだと感じています。今この本を読んで下さっている皆さんが、カウンセリングというツールを心にとめていただき、IBDとうまく付き合っていくための良いきっかけにつなげていただければこんなに嬉しいことはありません。

再燃しないために
日常生活でできること

ーパンデミックへの心構えにも触れてー

1. 自分で問題を解決する
セルフマネジメント

　第2章で紹介した治療を受けて良くなった、あるいは良くならなかったけれど第3章に紹介したような手を尽くして回復したとしましょう。こういう状態が長く続いてほしいですよね。この章では再燃を防ぐために日常生活でできること、つまり「自分で」できることについてお話しすることにしましょう。えっ？　それって今の治療をきちんと続けさえすればOKじゃないんですか？　って思う方もおられるでしょうね。もちろんそれが多分一番大事なことだと思います。治療への「アドヒアランス」ですよね。もうこの言葉は覚えましたか？　でも「言うは易く行うは難し」。家事や仕事や学校など、日常の生活を送りながら治療も継続しなければならないので大変です。

　はじめは辛い症状があって何とか早く良くなりたいとの思いから、最優先で治療に時間を割いていても、良くなってくるとついつい日常生活の中で治療の優先順位が「首位陥落」ということになってしまうのも人情ですよね。ドクターやナースがいつもそばにいてくれるとなると、それはそれで面倒くさいでしょうが、でも実際に顔を合わせて話ができるのは、療養生活の中ではほんのわずかな時間にすぎないのです。ではそれ以外の時間はどうすればいいのかというと、自分で自分の管理をしなければいけないということになるわけです。その大部分にあたる時間を、何を考えてどう過ごすかは、療

養生活を送る上で実に重要です。日常生活の中にあって自分でできることを見つけて実行することを「セルフマネジメント」、あるいは「セルフケア」などといいます。まあ、英語に置き換えただけですけどね。この２つの言葉はもともと少し違った使われ方をしていたのですが、最近ではほとんど同じと考えてもいいようです。

「セルフマネジメント（自己管理）」とは、具体的にどうすることなのでしょうか。それは患者さんが自分自身の健康・病気に関することをよく知った上で、医療者や家族と相談しながら最終的には自分で決め、決めたことを実行し、その責任を取っていくということです。「えっ、それって自己管理を自己責任でやりなさいってことなの？」と、なんだか突き放されたように感じるかもしれませんね。特に日本の医療は従来「おまかせ医療」とか「パターナリズム（父権主義）」とか呼ばれてきました。つまり医者は患者さんに対して、患者さんの最善の利益を決めることができるのは医者なのだから、黙って言うことを聞いていればよろしい、という態度で接し、患者さんも「私は素人で何もわかりませんので、全部先生にお任せします」と、自分では決めない、だから自分で責任も取らない、という関係にありました。見方によれば患者さんの医者に対する信頼感というものはとても大きかったのだろうと思います。でも最近になってようやく「医者に任せておけば大丈夫と思っていたけれど、案外そういうものでもないんだ」と気が付き始めたのです。そうなると自分のことなんだから、自分で決めて、決めたことを実行して、その責任を取っていくことも必要なんだなあという自覚が生まれてくるの

ではないでしょうか。だって病気を抱えて生きるのは結局自分自身なのですから。

　でもいきなり「セルフマネジメント」といわれてもすぐにできる人などいないですよね。きちんとやり方を教えてもらわないと。そのためにあるのが「慢性疾患セルフマネジメントプログラム」です。1980年代にアメリカのスタンフォード大学で開発された、病気を抱える人たちのための教育プログラムで、現在では世界20ヵ国以上、日本でも14の都道府県でワークショップが開催されていて、NPO法人「日本慢性疾患セルフマネジメント協会」によって運営されています。「セルフマネジメントプログラム」の主な目的は、その人の現在の問題を解決してあげることではなく、その人がセルフマネジメントプログラムで得たスキルをもとに、人生のさまざまな問題に対して自分で問題解決をしながら生きていける人になれるよう支援することであると、このプログラムを開発したケイト・ローリッグ先生は述べています。彼女はもともと看護師で、看護学や公衆衛生学を学んだ後、スタンフォード大学医学部の教授にまでなった人です。セルフマネジメントプログラムでは自分で管理できるポイントが3つあるとしています。1つ目は薬の服用などの治療方針について医師と話し合った上で自ら正しく実行していく「治療のマネジメント」、2つ目は病気とうまく付き合いながら仕事や家事や育児をするといった「社会生活のマネジメント」、そして3つ目は病気であるがゆえに感じる怒りや疲労感、不安などと向き合い対処する「感情のマネジメント」です。そしてこれらをセルフマネジメントする方

法を、比較的少人数の参加者で行われるワークショップで学んでいくのです。

　でも私がこの章でお伝えしたいのは、「セルフマネジメント協会に入りなさい」「そこでセルフマネジメントを学びなさい」ということではありません。もちろん、興味を持たれた方が参加してみるのは良いと思いますが、同協会のやり方以外でも、患者さん自身が慢性疾患のために日常的に存在するさまざまな問題を解決していこう、という気持ちを持ってもらうことです。「そんなことひとりでできないよ」と思うかもしれませんが、すべてをひとりでする必要はありませんよ。あなたには仲間がいます。そう、同じ病気を抱えながら生活している同病患者さんです。

　これから同じクローン病、潰瘍性大腸炎患者さんの生の声、日常生活の何に悩み、どうやって解決しようとしているのかを紹介していきます。そこから「セルフマネジメント」「セルフケア」のヒントを得て、ご自身で試してみて、日々の暮らしをより良くすることに取り組んでもらえたらと思います。

2．IBD 患者さんへのアンケート①
（潰瘍性大腸炎）

「大阪IBD」という患者会で、2020年にアンケート調査をした結果をまとめたブックレットがあります。タイトルは「生活の工夫と食事について243人のIBD患者さんに聞きました！」で、「より良い状態を長く保ち、病気と共に生活をおくれるように」というサブタイトルが付いています。大阪IBDの皆さんが快諾をして下さったので、ここで紹介したいと思います。このアンケート調査では潰瘍性大腸炎とクローン病の患者さんに３つの質問をしています。（このアンケート結果は大阪IBDのHPの以下のアドレスで誰でも見られます。https://osakaibd.xvoj.com/wp-content/uploads/2021/07/資料③%E3%80%80243人のIBD患者さんに聞きました！.pdf）

1．仕事や学校生活や家庭（日常）生活で「気を付けられていること」「工夫されていること」

2．「食事で気を付けられていること」や「特に避けてられている食事（食材）」について

3．再燃についてご自身が感覚的、経験として「再燃のきっかけ」と感じられているもの（順位付け）「ストレス」「疲れ」「食事」「風邪」「その他」

これらの質問に対する回答を順に紹介していきましょう。カッコ

内は全体の何パーセントの患者さんがそう答えたかを示しています。

　まずは１つ目の質問、『仕事や学校生活や家庭（日常）生活で「気を付けられていること」「工夫されていること」』。これに対する潰瘍性大腸炎患者さんの回答は、

１．ストレスを溜めない、考えすぎない（19.7％）

　　•深く考えない、なるようになると思う

　　•悩むことは最大の敵、ストレスを溜めない

　　•ストレスを溜めないように適度に発散を心掛けている

　　•何事も前向きにとらえる

２．お腹を冷やさない（お腹を温める）（17.2％）

　　•お腹を温めて寝るようにしている

　　•不調を感じた時はすぐに腹巻を着ける

　　•腹巻を着けている

　　•冷たいものは飲まない

３．消化の悪いもの、油もの、刺激物は避ける（15.6％）

　　•刺激の強い食事はとらない

　　•脂質の少ないものを食べる

　　•体調が悪い時は消化の良いものを食べるようにしている

４．しっかり睡眠をとる、早く寝る（13.9％）

　　•睡眠をできるだけ取る、十分に取る

　　•定時に眠る

　　•（疲れたら）早く寝る

５．無理をしない（12.3％）

- 可能な限り残業をしないようにしている
- 無理をせず疲労がひどい時は休みを取る
- 夜更かしをしない
- 体調が悪い時は義理を欠いても会合を断る
- 人ごみを避ける

6．外出時にトイレの場所を把握しておく（トイレ関連）（5.7％）
- 外出先でトイレの場所を頭に入れている
- 下痢のコントロールできない時はおむつをしている
- 長い時間トイレに行けそうにない時の前は便意を催しそうなものは口にしない

7．疲れを溜めない、疲れたら休む（3.3％）
- 疲れを溜めないように十分に休息をとっている
- 疲れた時は無理しない
- リラックスの為、お風呂は毎日、湯船に浸かる

8．特になし（4.9％）

9．その他
- 職場に病気のことを伝え、体調が悪い時はサポートしてもらっている
- 食事はよく噛んでゆっくり食べる
- 同僚上司に病気を知ってもらっているので再燃の場合受診できる
- お菓子を食べ過ぎない
- ビフィズス菌、ヨーグルトを毎日摂る

　「特になし」と答えた方は寛解状態がずっと長く続いているので
しょうね。このアンケート調査は現在寛解状態にあるのか、過去に
何度か増悪を繰り返した経験があるのかといったことは区別してい
ませんが、当然その違いによって回答も異なってくるでしょう。「気
をつけている」と答えた人の中にも、長く寛解が続いているけれど
再燃が怖いので気をつけているという場合もあるでしょうし、繰り
返す増悪で常に気をつける必要に迫られているという人も含まれて
いると思います。でもこの調査からわかることの１つは、これだけ
治療法が進んでも、何の心配もせずに生活できている人は少ないと
いう現実ではないでしょうか。

再燃しないために日常生活でできること

3. 療養・就労両立支援

　少数ですが「職場に病気のことを伝え、体調が悪い時はサポートしてもらっている」「同僚・上司に病気を知ってもらっているので再燃の場合受診できる」という方がおられましたね。皆さんは「療養・就労両立支援」という言葉を聞いたことがありますか？　病気を抱えながらも、働く意欲・能力のある人が、仕事を理由に治療の機会を逃すことなく、また、治療の必要性を理由に職業生活の継続を妨げられることなく、適切な治療を受けながら生き生きと働き続けられる社会を目指す取り組みのことです。働く患者さんにとっては、病気を悪化させないよう治療を受けながら仕事を続けられることになり、また事業者にとっては病気による離職を防ぐことで、貴重な人材の喪失を防ぐとともに、モチベーションの向上から生産性の維持・向上にもつながり、まさにウィンウィンの関係といえますね。医療関係者にとっても、患者さんが仕事を理由に治療を中断したり、仕事の負担で病気が悪化したりすることを防ぐことで治療を効果的に進めることができます。そんなに良いことがわかっているならどんどんやればいいじゃないかと思われるでしょうが、具体的にどのように進めればいいのかという指針が示されなければ広まりません。そこで厚生労働省は医療関係者（実際には主治医）に重要な役割を与え、そのかわりに診療報酬という形でインセンティブ（やる気を起こさせるための刺激という意味）を与えることによって推進しよ

うとしたわけです。ちょっといやらしい話ですが、正直なところかなりの時間と労力を必要としますからね。インセンティブがないとなかなか動かないわけです。

　厚生労働省が制度化したからにはいろんな取り決めがあります。まずこの制度は患者さん本人が「病気であっても仕事を続けたい」と思うことから始まり、その気持ちを企業側に伝えて両立支援の申し出をすることが第一歩になります。ここに多少ハードルがあるかもしれませんね。この申し出を受けて、患者さんと企業関係者が共同で、その患者さんの勤務状況などをよく話し合って「勤務情報提供書」を作成します。勤め先に病気のことを知られたくないとか、書類作成の負担をかけることを心配して尻込みされる方がおられるかもしれませんね。この点は今後改善の余地があるでしょう。ただこういう制度があることすらご存知ない患者さんが多いのではないでしょうか。まずはこんな制度もあるんですよと知識を広めることが大事だと思います。2018年にがん患者さんを対象に始まったのですが、2020年から難病患者さんも含められるようになりました。そういう意味では確かにまだ歴史は浅いのですが。

　さてこの書類「勤務情報提供書」ができたとしたら、次はこれを主治医のところに持っていきます。それを見た主治医は、記載されている内容を踏まえて就業上の措置や治療への配慮など、患者さんが悩んでいることを確認しながら「主治医意見書」を作成します。最後にこれをもとに、産業医の意見を聞きながら事業者は「両立支援プラン」を作成するのです。具体的にはそもそも就業の継続が可

能なのかどうか、一時的あるいは恒久的な配置転換は必要かどうか、フルタイム勤務が可能か労働時間の短縮が必要か、時間外労働は、出張は、通院時間の確保などについての具体的な支援は、症状が改善した時に元の勤務への復帰に向けてのプログラムはどうするのか、今後どのようなスケジュールでプランの見直しを行うのか、などさまざまな内容が盛り込まれます。とてもよいシステムなので、支援が欲しいと思ったら活用を考えてみてはいかがでしょうか。詳しくは厚生労働省など公的機関のHPなどを参照して下さいね。

４．IBD患者さんへのアンケート②（クローン病）

　話をアンケート調査に戻しましょう。１つ目の質問、『仕事や学校生活や家庭（日常）生活で「気を付けられていること」「工夫されていること」』。これに対するクローン病患者さんの答えは、

1．考えすぎない、ストレスを溜めないように心がける（17.4%）
- 上手に聞き流す
- 考えすぎない
- 深く考え過ぎずにどこかでスパッと見切りを付ける。ストレスは厳禁
- ストレス発散の工夫（話す、趣味、適度な運動など）

2．休めるときは休む、無理をしない、疲れを溜めないように気を付ける（15.7%）
- 疲れを感じたらすぐに横になる
- 長時間仕事をしない
- しんどい時は無理をしない

3．身体（特にお腹）を冷やさないようにしている（13.2%）
- 冷たい飲みものは少しずつ飲むようにしている
- 夏でも冷たいものは飲まない
- 冷房のある場所では常に腹巻を着用
- 身体を冷やさないようにしている

•夏でも羽織やタオルケットを常備

4．食事に気を付けている（12.4％）

　•油もの、繊維質、消化の悪いものを避ける

　•食事の量を減らす/暴飲暴食は避ける

　•冷たいものは避ける

　•自分の負担になる食品は避けている

5．睡眠をきっちりとる（8.3％）

　•経験上、睡眠不足や休養が取れていない時に悪化する

　•4時間以上寝る

　•睡眠を十分に取り、疲れを残さず定時に寝る

6．トイレのことを気にかけている（6.6％）

　•トイレに行ける時に必ず行くようにしている（我慢しない）

　•外出時はトイレの場所や環境を確認しておくと安心

　•トイレに急に行きたくなるので、時間に余裕をもって行動する

　•パンツが汚れないように敷物をしている

7．運動をするように心掛けている（3.3％）

　•できるだけ毎日、体を動かすようにする

8．規則正しい生活（1.7％）

9．特になし（4.1％）

　こちらも潰瘍性大腸炎患者さんと同様、ほとんどの人がいろいろ
と気にかけながら生活を送っていることがわかりますね。クローン
病の場合無治療で長期間にわたって寛解を維持することは難しいこ

とが多いので、「特になし」と答えた人はよほど治療がうまくいって
いるのでしょう。食事の影響が強く出るのはクローン病の方かと思っ
ていたのですが、少なくともこの調査では潰瘍性大腸炎患者さんで
食事のことを挙げた人が多い割合を占めていました。ただこれは「意
識」しているかどうかの問題で、食事に気を付けないとすぐ症状が
現れるということとは別と考えた方がいいのかもしれません。

5. 「助けて」のカード アメリカと日本の場合

潰瘍性大腸炎患者さんもクローン病患者さんも、トイレの心配から おむつを使用したり下着に敷物をするなど本当に辛いことだと思い ます。アメリカには"I Cant't Wait"（待てない）カードというものが CCFA（Crohn's & Colitis Foundation of America：クローン病・潰瘍性 大腸炎財団）から発行されています。これを見せれば、小売店舗で客 用のトイレがない場合でも、従業員用トイレを使えるようになるとい うものです。

　もちろんそれが可能なのは人々の善意というだけではなく、それ をサポートする法律があるのです。この法律は「アリー法」といっ て人の名前が付いています。イリノイ州に住む14歳の少女アリー・ ベインはクローン病。ある日お母さんと大規模小売店にショッピン グに来ていた時、突然トイレに行きたくなりました。でもそこには 公衆トイレがなくて、従業員用のトイレを使わせてくれるように頼 みましたが拒否され、アリーは大変な目にあいました。そこでアリー とお母さんは州議会議員に会ってこの出来事を話し、2005年8月イ リノイ州でこの法律制定に至ったのです。そのあといくつもの州で この法律が可決しましたが、残念なことに今でも反対している州も あります。でも少なくとも日本よりは進んでいるといっていいので はないでしょうか。

　ただしこの法律が適用されるのは、多くの州でIBDや緊急にトイレ

が必要になる症状があることを証明する医師などの書類が必要なようです。また小売店側にも２人以上の従業員がいる、トイレが安全な場所にある（この辺がいかにもアメリカ的ですね）などの条件があります。

　日本には「ヘルプマーク」というものがあります。ご存知ですか。妊婦さんがカバンに着けるマタニティーマークは、お母さんと赤ちゃんの顔がデザインされており広く知られていますが、ヘルプマークは赤色に白色の十字とハートマークのデザインになっています。赤色と十字マークは「助けを必要としている」、ハートマークは「助ける気持ち」を表しているそうです。義足や人工関節、内臓の機能障害、難病など外見からはわかりにくくても援助を必要としている人たちが、周囲に配慮を必要としていることを知らせることで、援助を得やすくなるよう作成されたマークです。ヘルプマークができたのは、2011年３月11日の東日本大震災が起こった時、障害者や患者さんが必要とする支援の方法をうまく伝えることができなかったという現場の状況が発端となっています。そこで2011年、自らも右足に障害を持つある東京都議会議員がこのマークを提案したことにより、翌年採択され、その後全国に広がりました。でもアメリカの"I Can't Wait"カードのように、具体的にどんな支援をすべきかわかりにくいのが問題かもしれません。例えばヘルプマークを着けていれば、たとえトイレに行列が出来ていても一番前に入れてもらえるように、周りの配慮を促すようになればいいんですけれどね。それにはこのヘルプマークがもっと日本国中の人々に認知される必要があるでしょう。

6. IBD 患者さんへのアンケート③ (潰瘍性大腸炎・クローン病)

では続いて2つ目の質問に行きましょう。『「食事で気を付けられていること」や「特に避けてられている食事（食材）」について』。これに対する潰瘍性大腸炎患者さんの答えは、

食事で気をつけていること

1．刺激の強いもの、辛いもの、冷たいもの、アルコールは避ける（31.1％）

2．油もの、脂肪の多いもの、肉類は控える（26.2%）
- 油ものは少しだけ（とんかつ1切れ、唐揚げ2個まで）
- 体調が悪いと思った時は油を控えめにする
- 油っぽ過ぎるものは食べない
- 脂質の少ないものを食べる
- 活動期は油ものを避け、消化の良いうどん、おかゆなどを食べる

3．食べ過ぎない、腹八分目（21.3％）
- 食べ過ぎに注意している

4．特になし（20.5％）
- 寛解期は特に制限していない
- 自分に合っている食べたいものを食べる

　・食べれるときに好きなだけ食べる

５．バランスの良い食事、規則正しい食事、定時に食事（12.3％）

　・栄養バランスを意識した食事

　・魚、野菜中心（野菜は火を通す）

　・基本的に日本食、シンプルな調理（煮る焼く炒める）

　・夕食は早めにし、寝る前は食べない、規則正しく食べる、朝食は抜かない

６．繊維質のもの、消化の悪いものは控える（避ける）（9.0％）

　・少しでも体調が悪い時は消化の悪いものは食べない

　・ゴマ、種の多いものは控えている、繊維質のものは摂りすぎない

７．乳酸菌、ヨーグルトを摂る（3.3％）

　・腸内細菌を増やすものを毎日食べている（ヨーグルト）

　・健康維持のために納豆、ヨーグルトを摂っている

８．その他

　・刺身も火を通す

　・味付けは薄味

　・疲れている時の食事は控える

　・生ものは食べない

　・夕食と朝食は12時間あけるようにしている

　・甘いものは我慢する

　・水分を多くとる

　・身体に悪そうなお菓子は食べない

第5章

再燃しないために日常生活でできること

・美味しく食べる

特に避けている食事（食材）

1．刺激物、辛いもの（40.0%）

2．油っぽいもの、肉類（20.5%）

3．繊維質、消化の悪いもの（15.6%）

　・ゴボウ、キノコ類、たけのこ

　・繊維質の固いものは控えている

　・野菜などの硬い繊維質のものは食べない、噛んでから出す

4．乳製品、牛乳（4.9%）

5．生もの（4.1%）

6．インスタント食品、スナック菓子、ラーメン（3.3%）

7．冷たいもの（1.6%）

次にクローン病患者さんの2つ目の質問に対する答えは、

食事で気をつけていること

1．油もの、脂肪の多いもの、肉類は控える（38.0%）

2．食べ過ぎない（腹八分目）、飲みすぎない（28.1%）

　・翌日仕事がある日は食べ過ぎないようにし、休日は好きなもの
　　を食べる

- 満腹まで食べない、お腹がすいた時に食べる

- 食べ過ぎや痛みがある時はゼリーや水分のみ

- 調子を見ながら好物を我慢したり、量を調節する

- 腹八分目にし、回数を増やす

３．バランスの良い食事、和食、野菜中心（18.2％）

- バランスの良い食事、野菜をとることを意識している

- 普段はうどんや魚などの和食が多い

- ベジタリアンの方のレシピを参考にしている

４．特に気にしていない（15.7％）

- 普段は気にせず何でも食べているが体調が良い時は好きなものを食べてストレスを溜めないようにしている

- 便の性状が変化した時は消化の良いものを食べるが、それ以外はあまり意識していない

- 特に気にしていない、しんどい時は食事を抜く

５．刺激の強いもの、辛いもの、冷たいものは控える（避ける）（12.4％）

６．繊維質、消化の悪いものは控える（9.9％）

- 繊維質の多い野菜は煮るようにしています

- 繊維質のものを控え、細かくして食べる

- お腹の調子が悪い時は消化の悪いものは食べない

７．クローン病の食事、成分栄養剤等（7.4％）

- 朝エレンタールのみ、昼エレンタールとおにぎり、夜普通に好きなもの

- 調子の悪い時はエレンタール、調子が良ければあまり気にせず

第5章

再燃しないために日常生活でできること

食べている

- •以前は何でも食べていたが、最近はクローン病の食事
- •朝エレンタール300ml×１本、昼エレンタール300ml×２、栄養は基本エレンタールのみ
- •栄養は在宅中心静脈栄養法（HPN）

8．ゆっくり食べる、よく噛む（5.0％）

- •ゆっくり食べると体調は悪くならない
- •よく噛んで食事の時間を楽しむようにすれば精神的にも安定する

9．自分に合うもの（3.3％）

- •食べたものをメモり、食べても安心なものを見つけていく
- •お腹が痛くなった食材は極力避ける
- •調子が良くない時は自分に合った食事に変えている

10．添加物、加工品は控える（3.3％）

- •なるべく自分で調理し、添加物や加工品を使わない
- •調子が良くない時はインスタント食品を避けている
- •添加物が多そうなお菓子は避けている
- •寛解期でもインスタント食品は控えている

11．乳酸菌等の摂取（3.3％）

- •毎朝ヨーグルトを食べている
- •油が多い食事をとる際は、野菜やヨーグルトを一緒に食べている
- •乳酸菌飲料を飲んでいる

12. その他

    •ストマになり食事のストレスがなくなりました

    •水を多めに飲む

    •オリーブオイルを使う

    •間食を辞めました

    •パン、ヨーグルトは３日ほどあけて食べるようにしています

特に避けている食事（食材）

1. 脂肪の多いもの（牛肉、豚肉、乳製品、牛乳）油もの、揚げもの（38.0%）

    •牛肉は好きですが他のもので代用し、週１回程度にしている

    •体調が悪いと感じる時は油ものを控え、それでも下痢が続く場合はエレンタールの量を増やしている

2. 繊維質の多いもの、消化の悪いもの（30.6%）

    •ゴボウ、こんにゃく、キノコ類、海藻、豆類、たけのこ、イカ、キャベツ、ひじき等

    •キノコなどの消化の悪いものは食べないか細かく咀嚼して飲み込む

    •野菜は100〜200回程度咀嚼し、筋は出す

    •繊維の多い野菜は一度に大量に食べない

3. 刺激物、辛いもの（20.7%）

4. 特になし（16.8%）

•アレルギーが確認されている食材以外は制限していない

　　•特にないが食べて不快感があったものは続けて食べない

5．生もの、刺身、生肉（4.1％）

6．アルコール（2.5％）

7．その他

　　•賞味期限切れのものは食べない

　　•水道水は飲まない

　　•人工甘味料、パンを控える

　　•スナック菓子、ラーメン

　　•自分が危ないと思ったもの

　やはり食事に特化した質問をすると「特になし」と答えた人はクローン病患者さんの方が潰瘍性大腸炎に比べて少なかったようです。日本でレミケード治療が始まったころ、アメリカではもうクローン病の患者さんも食事の制限は必要ない、ハンバーガーのどこが悪いのか、という風に食事指導が大きく変わりつつあり、私自身の経験でも治療がとてもよく効いている患者さんには何を食べてもいいと説明していました。当時私は大学病院にいたのですが、ある時ひとりの管理栄養士さんから、私の患者さんがどういう食生活を送っているのか調査させてほしいと依頼がありました。その調査結果を聞いて驚いたのを今でもよく覚えています。何を食べてもいいと私から聞いた患者さんのほとんどが、たとえばインスタントラーメンを食べたくなった時、麺をゆがいたお湯はいったん捨てて新しいお湯

を注ぎ、そこへ粉末スープは入れても、付属の調味油は入れていな
かったというのです。考えもしていなかったので驚いたのですが、
同時にほっと安心もしたものです。こんな能天気な医者にかかって
いても患者さんたちは慎重で良かった、と。

7. フード・ダイアリー

　ところで食事の内容や摂り方で一度でも痛い目にあったら、その後うっかり食べてしまうことなど絶対にないものでしょうか。そもそも一品しか食べないということはないのに何が悪かったのかを特定できるものなのでしょうか。かといって、たぶんこれだなと目星を付けたものをもう一度食べてみてまた痛い目にあうかどうか試してみる、なんて冒険はしたくないですよね。まあ、悪化する前に食べたものを全部そっくり禁止にしてしまうという考え方もないとはいえませんが、そうすると安心して食べられるものがどんどん少なくなっていってしまいます。それどころか気が付かないうちに生きていくのに必要な栄養素が足らなくなってしまうという危険すらあります。何かうまい方法はないのでしょうか。実はあるのです。面倒だと思われるかもしれませんが、それには「食事日誌」をつけることでしょう。食べたものを全部書き出すのです。できればそれぞれの大まかな量も、そしてどのように調理されたものかも書きます。でもそれだけではあとで何が良くて何が悪いのかを分析することはできません。大事なことはその時々の症状とその強さ（強い・弱い・中くらいとか、１から10の数字で表すのもいいでしょう）を記録することです。そういう意味では「食事日誌」ではなくて「食事と症状の記録」といった方が正しいかもしれません。英語では「フード・ジャーナル」とか「フード・ダイアリー」と呼んでいます。症状を

起こす原因となる食べ物が直前に食べたものとは限りませんから、記録しておいて何日間か振り返ることができるようにすることが大事です。面倒でヤダァと言われるかもしれませんが、良いこともたくさん見つかる可能性があります。たとえばある食べ物は全面禁止にしなくても量が少なければ平気で食べられることがわかったり、フライはだめだけど焼いたらOKだったとか。もちろんこの日誌の目的は悪者探しではあるのですが、それをできるだけ細かく特定することで、食べても大丈夫なものまで制限しなくて良くなり、それだけ食事の幅を広げられることにもなるのです。

第5章

再燃しないために日常生活でできること

8．お酒の問題

　潰瘍性大腸炎の患者さんがアルコールを一番に避けるべきと答えたのに対し、クローン病患者さんは、あれっ、全然気にしてないの？

　と思ったら最後の方に出てきましたね。質問が「食事」に関してだったので、クローン病患者さんの多くはアルコールを食事に含めなかったのかもしれません。あるいは食事で気を付けることが他にたくさんあったからでしょうか。IBD患者さんの30〜60%が自主的にアルコールを避けているという調査結果もあります。ところでアルコールって本当にいけないのでしょうか。これが実はなかなか難しい話なのです。「飲んでもいいですか？」と聞かれて「どうぞどうぞ」と答える医者はまずいません。「どうしてダメなんですか」と聞かれたら、「そりゃあ、飲んだら気が大きくなって食べてはいけないものを食べたり、薬を飲み忘れたりするじゃないの」とか、話がアルコールの直接作用ではなく気分の問題に置き換えられたりしがちなわけです。「でも酒は百薬の長っていうじゃないですか。ストレス解消にもなるし。」と言い返されると「うーむ……」と言葉をなくすことになりかねません。どうしてそうなるのでしょうか。

　現代はエビデンスに基づく医療の時代です。ではアルコールとIBDに関するエビデンスはどれほどあるのかというと実に少ないのです。なぜ少ないのかというと、個人差が大きすぎるからです。アルコールを飲む人と飲まない人を比較する調査をするとして、「飲む」と

いうのは何をどれだけと決めておかないと研究にならないのですが、極端な話、赤ワインをグラスに１杯飲んだだけでフラフラになる人もいれば、ボトル１本飲み干してもまだまだ平気という人もいるわけです。下痢もしないという人もいればトイレに直行という人もいるわけで、摂取量の設定が決められないのです。「適度な飲酒」という言葉さえ時と場合によって指し示す量が違います。とはいえきちんとした研究がないわけではありません。2011年にアメリカで発表された研究論文ですが、８人の寛解期クローン病患者さん、６人の寛解期潰瘍性大腸炎患者さん、７人の健常者に７日間毎日赤ワインをグラスに１〜３杯飲んでもらうというものです。ちなみに全員に同じワインを提供するという念の入れようです。2003年チリ産のカベルネ・ソーヴィニヨンだったそうです。もちろんそれ以外のアルコールは厳禁です。その結果わかったことは、誰ひとりその期間中に症状も悪化しなかったし、CRPも変動しなかったというのです。おまけに便中カルプロテクチン（炎症のバイオマーカー）が、健常者では変化しなかったのに対しIBD患者さんで有意に減少したのです。「えっ、すごいじゃん。赤ワイン、効くんだ」と喜ぶのはまだ早いですよ。実は腸粘膜のバリア機能を調べたら傷害されていたというのです。この研究者たちは、寛解期にあるIBD患者さんでも毎日赤ワインを飲んでいると、長い目で見れば再燃のリスクが高まる可能性があると結論付けています。ただ、検査上バリア機能傷害を認めてもそれが実害を起こしたという証拠はないので、これは言い過ぎかもしれませんね。結局「玉虫色」の結論です。この論文は興味深

いので話のタネにはなりますが、調査対象の人数が少なすぎてレベルの高いエビデンスとはいえないと思います。やはりアルコールの影響をきちんと研究することはとても難しいのです。だからまあ「良いとは言えない」くらいに何となくごまかされてしまうわけですね。常識的に「ヘビー」な飲み方だけはしないようにとしか言えないのではないでしょうね。ただ薬とアルコールの相互作用というものがあって、例えば抗菌剤として用いられることがあるフラジールはアルコールの分解を途中で止めてしまい、アセトアルデヒドという悪酔いや二日酔いの原因物質が血中に増えてしまうので、添付文書にも「投与期間中は飲酒を避けること」と書いてあります。これははっきり言えることですね。

9. IBD患者さんへのアンケート④（潰瘍性大腸炎・クローン病）

　最後に３つ目の質問、『再燃についてご自身が感覚的、経験として「再燃のきっかけ」と感じられているもの（順位付け）「ストレス」「疲れ」「食事」「風邪」「その他」』。まず潰瘍性大腸炎患者さんが１番に順位付けしたのは、

1．ストレス（26.2%）

2．疲れ（8.2%）

3．食事（5.7%）

4．風邪（0.8%）

5．その他：将来の不安、環境変化、暴飲暴食、季節の変わり目

　そしてクローン病患者さんが１番に順位付けしたのは、

1．ストレス（60.3%）

2．疲れ（32.2%）

3．食事（28.1%）

4．風邪（2.5%）

5．その他：睡眠不足、季節の変わり目

　潰瘍性大腸炎の患者さんもクローン病の患者さんも、日常生活で気を付けていることの一番に「ストレスを溜めない」、再燃のきっかけも一番に「ストレス」を挙げていますね。ところで「ストレス」っ

ていったい何なのでしょうか。そして「ストレスを溜めない」ため
にはどうすればいいのでしょうか。

再燃しないために日常生活でできること

10. ストレスに対する
さまざまな対処法

　「ストレス」はもともと物理学や工学の用語で「物体に外から力を加えた時に生じるゆがみ」を意味しましたが、カナダの生理学者であるハンス・セリエ博士が「外部環境からの刺激によって起こるゆがみに対する生体の反応」に対してこの用語を用い、「ストレスを引き起こす外部環境からの刺激」を「ストレッサー」と呼び、ストレッサーに対して心理面、身体面、行動面に現れる生体の反応を「ストレス反応」と呼びました。多分今では誰もが毎日普通に使っている言葉だと思いますが、きちんと定義するとこういうことになるんですね。偉そうなことを言ってますが、私もこれを書くために改めて調べてみて知りました。ストレスの意味も知らずにボーっと生きてきたなんて『チコちゃんに叱られる！』かも知れませんね（笑）。でも多少ボーっとしている方がストレスを感じなくていいかも。厚生労働省が2019年6月に全国の30万世帯以上を対象として行った「国民生活基礎調査」によると、12歳以上の対象者のうち日常生活での悩みやストレスが「ある」と答えた割合が47.9％、「ない」と答えた割合が50.6％。悩みやストレスがあると答えた人の割合を性別にみると、男性が43.0％、女性が52.4％。年齢別にみると、男女ともに30代から50代が高く、男性では約5割、女性では約6割だったそうです。まあざっくりと国民の約半分がストレスを自覚しているといえそうです。この数字、皆さんはどう思われましたか。私は意外に

少ないとびっくりしました。もちろん自覚していない人でも、ストレスチェックなどを受ければ高ストレスと判定される場合もありますが。

　さて同じストレッサーに対しても感じ方、受け取り方は人それぞれです。人はまずそのストレッサーが自分にとってどれ程の脅威となるのかを評価し、次にそのストレッサーに対してストレスを軽減する方向で対処することは可能なのかを評価しているといいます。この評価を「認知的評価」と呼びます。そしてストレッサーを解決する、あるいは心理的な負担を軽減するためにとる行動を「ストレスコーピング」（ストレス対処行動）といいます。単に「コーピング」ということもあります。問題や仕事などに対して折り合いをつけたり調整をしながら対処していくというニュアンスの言葉です。ストレスを溜めないとかストレスに負けないようにする具体的な方法が「コーピング」になるのです。

　コーピングにはいろんな方法があります。

•問題焦点型コーピング：直面している問題の解決に向けて、情報を集め計画を立て行動するといった具体的な対処行動をさします。この中には自分の力ではどうにもならないと判断した時に、思い切って担当を他の人に変えてもらうといった回避行動も含まれます。

•情動焦点型コーピング：ストレッサーが今となっては解決や対処の方法がなく、もうどうすることもできない状況を考えてみましょう。ストレッサー自体に対しては何もできないので、できることはストレッサーが与えられたことによって起こった感情をコントロールす

る対処行動になります。傷付いたり悲しんだりした感情を誰かに話して気持ちの整理や発散をすることも考えられますし、逆に問題から遠ざかる、目をそらすということも考えられるでしょう。

• 認知的再評価型コーピング：ストレッサーに対して見方を変えたり、発想の転換をして前向きに考えるという対処行動で、「ポジティブ思考」と呼んだ方がわかりやすいでしょう。「認知的なんちゃら」と難しい言葉を使われる方がストレスになるかもしれませんね。

• 社会的支援探索型コーピング：周囲の人に相談したり、アドバイスを求めることで問題を解決しようという対処行動をさします。ひとりで問題を抱え込むより、良い解決策がみつかることが期待できます。IBDでいえば患者会や医療講演会、市民公開講座、SNSなどを通して、患者さん同士の交流などもうまく活用すれば答えがみつかるチャンスを増やすことができるかもしれませんね。

• 気晴らし型コーピング：運動や趣味、音楽鑑賞やカラオケ、ショッピング、温泉旅行（温泉でなくてもいいとは思いますが）など、自分が好きなことをして気分転換を図ることでストレスを解消する対処行動。ヨガや座禅、アロマセラピーなどもこの中に入れていいでしょう。改めて「気晴らし型コーピング」などと呼んではいますが、普段日常的に行っているものですね。要は「気晴らし」です。

　なんだか難しそうな名前を付けて分類してあるけど、改めて言われなくても誰もがやってることじゃん、と思われるかもしれません。でもね、こうやっていろんなコーピングの方法を箇条書きにして並

べておくことにも、一応意味はあると思うんです。人は本当に困っている時、冷静になって解決法をみつけることはなかなか難しいでしょう。そんな時 1 つひとつ今の問題解決に、これは全然無理だとか、ああこれなら何とか使えそうだとか、答えをみつけるための道標になるんじゃないでしょうか。

再燃しないために日常生活でできること

11. 新型コロナ感染症から学ぶこと

　ところで今、おそらく世界中の人たちにとって最も大きなストレッサーは何かといえば、間違いなく新型コロナウイルスのパンデミックではないでしょうか。私がこの本を執筆し始めて程なくパンデミックに突入してしまいました。はじめはパンデミックもそのうち終わるだろうから触れないでそっとしておこうと考えていました。あまり多くのページを割いてもすぐに陳腐な話題になってしまうだろうと思ったからです。それから2年の歳月が過ぎましたが、まだパンデミックは終わる気配がありません。それでも必ず終わるには違いないと考えていますが、また次の違った感染症のパンデミックに突入する可能性はあります。

　巷では世界中で数千万人の方が亡くなったスペイン風邪のパンデミックから100年目なので、パンデミック100年周期説なるものがささやかれたりもするようですが、2009年の新型インフルエンザ（豚インフルエンザ）パンデミックは皆さんの記憶にまだ新しいのではないでしょうか。意外に早く終息してしまったせいで、この時の教訓が今回全く活かされず、私たちは再びマスクがない、消毒薬がないとアタフタする羽目になったのです。そしてこの先いつパンデミックを起こしてもおかしくないのが鳥インフルエンザ（実際に問題になるのはニワトリなどに死を招く高病原性鳥インフルエンザ）ウイルスです。実はスペイン風邪も鳥インフルエンザだったといわれて

第5章

再燃しないために日常生活でできること

います。鳥インフルエンザウイルスは主に鳥から鳥への感染だけですが、変異することで鳥からヒトへも感染するようになることがあります。ヒトへの感染が繰り返されるとウイルスがヒトの体内で増殖することができるように変異してしまい、さらにヒトからヒトへ感染するように変異するといった可能性があります。そこへかなり近付いているという話もあります。ヒトインフルエンザウイルスと鳥インフルエンザウイルスが豚の中で合体するということもあり得るといいます。こうして次の新型インフルエンザウイルスが発生するだろうと予想されていて、厚労省の被害想定では人口の４分の１である3200万人が感染し、最悪64万人の方が亡くなるとしています。2022年２月末の時点で日本の新型コロナウイルスの累計感染者数が約500万人、累計死者数が約23000人ですから、何の対策も出来なければ悲惨なことになるかもしれません。そんなことにならないためにも、今回の新型コロナ・パンデミックで学んだことを教訓にしなければいけないのです。

　パンデミックを乗り切るためには、まずこの現状を良く分析する必要があります。もちろんここでお話しするのはIBD診療に関係したものです。実はそのための研究プロジェクトは、WHO（世界保健機構）が2020年３月にパンデミック宣言を行った直後に始まっていました。それがSECURE-IBDという、IBD患者さんが新型コロナウイルスに感染したら登録をする国際的なデータベースです。アメリカのノースカロライナ大学の２人の小児消化器病医と、ニューヨーク・マウントサイナイ医科大学（クローン病を発見したクローン先生がいた

ところです）の２人の消化器病医が立ち上げました。この人たちが新型ウイルスの恐怖に前向きに立ち向かうために何が必要なのかを冷静に考えて行動したことに、心から敬意を表したいと思います。これに続いて日本でも厚労省のIBD研究班にJAPAN IBD COVID-19 Taskforce（タスクフォース：特別な目的のために作られた臨時組織）が置かれました。タスクフォースはSECURE-IBDのデータを厚生労働省「難治性炎症性腸管障害に関する調査研究」班のウェブサイトで紹介してきました。

　SECURE-IBDからは多くの知識が得られました。年齢が高くなるほど、合併症が多いほどコロナ感染症が重症化しやすいこと（これはIBD患者さんに限らずすべてにいえることですね）、ステロイド治療は重症化につながりやすいこと、でもバイオ製剤はそうではないこと、そしてパンデミックの中でもIBD患者さんはそれまでの治療を続けられるし、続けるべきであること、ステロイドは出来れば離脱したほうが良いことなど。パンデミックに突入した時まっ先に知る必要のあった数々のクエスチョンにこのデータベースは答えを与えてくれました。その後新型コロナウイルスはいくつもの変異を繰り返し、ワクチンや治療薬が開発され、SECURE-IBDは役目を終えたとして2022年１月に閉じられました。

　では次に知る必要があることは何でしょうか。そうですね、IBD患者さんがワクチンは接種しても大丈夫か、ワクチンの効果はあるのか、でしょうね。バイオ製剤をはじめ多くのIBD治療薬は投与中に生ワクチンを接種してはいけないことになっています。「生」という名

再燃しないために日常生活でできること

前の通り、生ワクチンは生きたウイルスのワクチンです。でも感染症を起こさないようウイルスを弱毒化してあります。弱毒化というのは、ウイルスの増殖能力を維持しつつ本来の病気が発生しないように人為的に手を加えることをいいます。代表的なものに、はしかワクチンやおたふくかぜワクチン、結核のBCGワクチンなどがあります。では新型コロナウイルスワクチンはどうでしょうか。答えからいうと生ワクチンではありません。

　ワクチンによって作り方に違いはありますが、代表的なファイザー社製とモデルナ社製についていえば、この2つはメッセンジャーRNA（mRNA：遺伝子情報を読み取り、細胞内でさまざまなタンパク質を作らせる指令を出す物質）ワクチンといいます。mRNAワクチンは新型コロナウイルス感染症で初めて使われました。流行が始まってたった1年で完成したように思えるかもしれませんが、実はその研究開発は1990年にスタートしていたのです。いつどんな感染症のパンデミックが起こるかわかりません。そんな緊急性の高い状況でも速やかに作れるのがmRNAワクチンの利点なので、この技術を完成することはとても重要なことでした。なかなか乗り越えられない難しい問題もありましたが、言い換えれば何十年もかけて準備をしてきたからこそ、こんなに早いスピードで新型コロナワクチンが作れたのだといえるでしょうね。

　ではワクチンはIBD治療を受けていても効くのでしょうか。また、ワクチンを接種することでIBDが悪化したりはしないのでしょうか。これらの問いに対する答えが権威ある医学雑誌に掲載されました。

結論ですが、ワクチン（この研究ではファイザー社製）を2回接種した時の感染予防効果は、IBD患者さんもそうでない人も差がありませんでした。また抗TNFα抗体やステロイド治療を受けていても、やはり変わりなかったということです。さらにIBDの悪化する割合もワクチンを接種した患者さんと接種しなかった患者さんで差がありませんでした。

　ここで1つ注目してほしいのですが、私はわざわざ「権威ある医学雑誌に掲載」と書きましたね。レベルの高い医学雑誌に掲載されるには、「査読（ピア・レビュー）」といって、原稿を予め同じ分野の通常複数の専門家が評価し、その結果で掲載するか不掲載にするのかが決定されるのです。ただ、最近テレビのニュース番組などで、まだ論文にもなっていないとか、投稿準備中だとか、投稿した論文がまだ査読を通過もしていないというデータを平気で紹介して大騒ぎしているのをよく見ます。マスコミは大騒ぎをねらってわざとそうしているのでしょうが、恐らくさすがにそれはまずいんじゃないかという声があったんでしょうね。ある時から画面の隅に「査読前のデータです」と出たり、アナウンサーが「ただしこれはまだ査読前のデータです」などと言うようになりました。でもそれまでに十分人々を惑わせたと思うんですが。

　こういうパンデミックの時などには特にいろんなデマが飛び交いやすくなります。テレビをつけてもネットを開いてもコロナ情報満載です。こんな時こそ信頼できる出どころからの情報だけを見るようにすることです。たとえばWHO（世界保健機関）や厚生労働省の

ウェブサイトとかをね。そして確かな情報かどうかわからなくて不安な時は主治医に尋ねることです。テレビやネットにはいろんな憶測や不安をあおるような情報があふれています。情報に触れる時間を制限して、情報から一定の距離をおいて心を解放することが大事です。コロナ・ストレスに負けないためにはこの他にも、普段以上に規則正しい食事を心がける、健康を意識した生活を送る、十分な睡眠をとる、普段通りに体を動かす、そして大切な人とのつながりを保つこともとても重要です。パンデミックだけではありません。地震・津波や洪水など自然災害の場合、まず第一には命を守る行動が必要ですが、そのあとは同じような心がけが大事になってくると思います。悪いことばかり考えたくはないですが、起こる前に心の準備をしておくことですね。「想定外だった！」とよく聞きますが、一度でも「想定」しておけば想定内になるわけですから。

12. 疲れや寝不足にも きちんと対策

　話をアンケートに戻しましょう。感覚的に、経験として「再燃のきっかけ」と感じているものの第2位は「疲れ」でしたね。実は疲れは頻繁にみられるIBDの症状の1つでもあるのです。ひと口に「疲れ」といってもいろんな程度のものがありますが、IBDの症状としての疲れは正しくは「倦怠感（fatigue）」といって、かなり強い疲れを指します。疲れがずぅーっと続いていてどうしようもない感覚、力も湧いてこず、ちょっとやそっとの休息や睡眠では回復しないような極度の疲れです。でもまあ程度の差ですし、人によっても感じ方は変わるので、ここでは「疲労」とひとくくりにしてお話ししましょう。疲労がIBD再燃の誘因になると同時に、疲労そのものもIBDの症状だというわけです。とても密接な関係にあるといえますよね。活動期のIBD患者さんの80%、寛解期でも50%が疲労を感じているという調査結果もあります。

　では何が疲労を起こしているのでしょうか。炎症が活動性の時は炎症そのものが疲労を起こします。炎症性サイトカインと呼ばれるインターロイキン-6（IL-6）やTNFαは脳に働きかけて疲労を感じさせると考えられています。貧血も疲労の原因になります。赤血球の主な役割は、肺から取り込んだ酸素を全身の組織に運ぶことですから、それが減ると酸素が足りなくて疲れやすくなるのです。その貧血の原因は何かといえば、病変部位からの出血によって失われる

ことや、消化管からの鉄、ビタミンB_{12}、葉酸の吸収が低下したり、そもそも食欲低下などにより摂取する量が足りないことなどが挙げられます。ストレスや不安、睡眠不足も疲労の原因になります。イムラン（アザニン）、ロイケリンといった薬の副作用で疲労を感じることもあります。

　ではどうすれば疲労は減らせるのでしょうか。まず第一にIBDが寛解にあるかどうかを確かめることですね。どうやって確かめるかといえば、シンプルに主治医に尋ねることです。もし寛解に入っていなければ寛解になるように治療を続けるか強化することがはじめの一歩となります。炎症は疲労を起こすからですね。そして血液検査で貧血はないかチェックしてもらうことも大事です。もしあれば、次はそれが何の不足によるものかを調べ、飲み薬で補っても腸からの吸収が期待できない時は注射で補います。栄養が十分にとれているかもチェックが必要です。どうやって知るかというと体重を測ることです。足りなければ食事の見直しをする必要がありますが、逆に体重が多すぎても疲労の原因になります。薬が疲労の原因になっていないかも主治医に尋ねましょう。

　ストレスに対してはコーピングのところで対処法をお話ししましたね。軽い運動はむしろ疲労を減らすといわれています。決して頑張りすぎてはいけません。まずはウォーキングみたいなものから始めて、ゆっくり運動量を増やしていくことです。ヨガなどもストレス解消につながって良いかもしれません。あとは良質な睡眠。でもこれが一番難しそうですね。眠ろうと努力するとかえって眠れなく

なりそうですからね。昼寝をしない、昼間に運動をする、寝る1時間前にはテレビやゲームのスイッチを切り、パソコンやスマホも見ないようにする、寝る前に本を読む、午後3時以降はカフェインを摂らない、夕食は早めにそして少なめに摂る、寝る前にアルコールを摂らない、無理に眠ろうとしないで、逆に起きておこうと努力する、など自分で出来ることはいろいろありそうです。

　睡眠薬は飲んでもいいのでしょうか？　ここで紹介したことをやってみてもどうしてもうまく眠れないという時には仕方がないと思いますが、長期にわたって服用し続けるのは問題です。翌朝になっても薬が残っていて頭がボ～っとしていると危険ですし、薬がやめられなくなる（依存性）ということも考えられます。それよりまず睡眠を妨げている原因を調べて、可能ならそれに対処することの方が賢明だと思います。調べてもわからない、あるいは原因はわかったけどすでに精一杯のことはやり尽くしていて、でもどうすることも出来ないという時には薬の助けを借りるしかないですが、それでもできるだけ常用はしないで、上に述べたような工夫で何とか乗り切る心構えが大事ですね。

13. 最後に

　私たち医療スタッフは患者さんに良くなってもらおうと努力をしていますし、ご家族やあなたのことを大切に思ってくれている人も親身になって支えてくれるでしょう。決してあなたは孤独ではありませんよ。でもね、病気と向き合いながら生きていくのはあなた自身、やはり最終的には自分自身の闘い。いくら誰かが「私が代わってあげたい」と言ってくれても、現実にはそんなこと無理なんですから。療養生活を送るのは他でもない自分自身、悪化して苦しむのも自分自身。だからこそ自分でできることは何かを知り、自分なりの「セルフケア」「セルフマネジメント」の方法を見つけ、苦痛や不都合を減らし、1日1日をなるべく気持ちよく過ごすことが、大事なのではないでしょうか。

あとがき

　新型コロナウイルス感染症に振り回されながら、といえば言い訳になるかもしれませんが、この本の完成が遅れに遅れたのはひとえに私の怠慢と言わざるを得ません。それを責めることもせず辛抱強く待ち続けて下さった三雲社の皆さんに、この場を借りてお詫びと感謝の気持ちを伝えたいと思います。でもまあ、遅れに遅れたおかげ、と言っては不謹慎かもしれませんが、次から次に出てくる新しい治療を、少なくともこの時点ではほぼ網羅できたことはよかったと思います。あっ、こういうのを「認知的再評価型コーピング」というんでしたね（笑）。

　クローン病、潰瘍性大腸炎という病気は、新しい治療がたくさん登場し、10年前と比べると多くの患者さんが寛解し、維持できるようになっていると感じます。でも、患者数自体が増えており、やはり一定数の「なかなか良くならない」方がおられます。日々、患者さんの診療に携わっている医師として、そのような方に向けて、わたしの経験から得たものをお伝えし、ひとりでも多くの炎症性腸疾患の方が寛解し、人生を楽しんでいただけるようになれば、と本書を書きました。また、治療は医師だけでなく、患者さんご自身が取り組むことこそ大事であるという想いから、自分でできること＝セルフケアについて多くのページを割きました。

　新型コロナウイルスに対しては、さすがに２年もパンデミックが続いてワクチンや治療薬もでき、まだどんな変異を起こすかもわかりませんが、何とか出口のあかりが見えそうにはなってきました。でも世の中がようやくこれから明るい方向へ進もうかという時に、ロシアのウクライナ侵攻という衝撃的なニュースで、また世の中が真っ暗になりそうな状況が現れました。世界中の多くの国がロシア

の脅威を感じたと思いますが、一番脅威を感じているのはNATO（北大西洋条約機構）加盟国でしょう。すでにドイツとフランスはロシアの脅威に対する軍備増強に動き始めているそうです。「新時代」と呼ぶそうですが、新しい時代はもっと希望に満ちた時代になってほしいですね。また新たな東西冷戦時代が始まるのか、「冷戦」ならにらみ合うだけだからまだしも、本当に世界大戦に進展してしまったら世界はどうなるのか、と心配します。ロシアとNATOと言いましたが、日本だってロシアと隣り合った国ですからね。この本が出版される頃には世界が落ち着いていて、こんなことを書いていたのがそれこそ時代遅れになってしまうことを祈るばかりです。

　パンデミックで多くの方が亡くなり、行動を制限され、経済は大きな打撃を被りましたが、そんな中でも新薬の開発・治験は中断することなく進んでいます。もちろん新型コロナのワクチンや治療薬も、当然治験をして承認されたわけですが、炎症性腸疾患の新薬も治験はまったく止まっていません。治験の途中でパンデミックを迎えたものだけでなく、パンデミック中に始まった治験もあります。わたしのクリニックでもたくさんの患者さんが参加して下さっています。これらの治験はもうしばらくすると順次終了し、承認されることでしょう。わたしが「すごいな」と思うのは、治験を続けてきた企業努力ではなく、参加し続けてくださった患者さんたちのことです。プラセボに当たるかもしれないということなどものともせず、困難な時代の中にあっても、自分たちの手で、自分たちの力で、新しい治療を育てたい、そしてより良い未来を築きたいという、患者さんたちの強い思い・願いをそこに感じずにはいられないのです。もちろん治験に参加して下さった患者さんだけではありません。それはすべての患者さんの思いであり、願いだと思います。「だからこそこれからも、その気持ちにこたえられるように頑張っていきます」というわたしの決意を、結びの言葉としたいと思います。

クローン病・潰瘍性大腸炎が
なかなか良くならない時に読む本
―最新治療とセルフケアー

2023年1月20日　第1刷発行

1500円（税別）

著　者	**伊藤裕章**
デザイン	倉浪宏行（KR-create）

編　集	株式会社三雲社
発行者	串間努
発行所	株式会社三雲社 埼玉県さいたま市北区櫛引町2-305-1 杉崎櫛引2ビル2階 電話　（048）662－7555　FAX（048）654－6256 URL　http://www.mikumosha.co.jp/
印刷・製本	有限会社グッドスタッフ